U0217340

Springer

Asian Septorhinoplasty :
Conundrums and Solutions

亚洲人鼻整形术：
难题与解决方案

编　著　〔韩〕洪恩祥（Eun-Sang Dhong）
　　　　〔韩〕罗敏华（Min-Wha Na）

主　译　安　阳　李卫华

副主译　刘家贺　单　磊　甄永环　周　蔚

主　审　李　东　谭晓燕

北京科学技术出版社

著作权合同登记号　图字：01-2023-2667

图书在版编目（CIP）数据

亚洲人鼻整形术：难题与解决方案 /（韩）洪恩祥，（韩）罗敏华编著；安阳，李卫华主译 . -- 北京：北京科学技术出版社 , 2024. -- ISBN 978-7-5714-4104-3

Ⅰ . R765.9

中国国家版本馆 CIP 数据核字第 2024QV2653 号

责任编辑：杨　帆	网　　址：www.bkydw.cn
责任校对：贾　荣	印　　刷：北京顶佳世纪印刷有限公司
图文制作：北京永诚天地艺术设计有限公司	开　　本：889 mm × 1194 mm　1/16
责任印制：吕　越	字　　数：300千字
出 版 人：曾庆宇	印　　张：11.75
出版发行：北京科学技术出版社	版　　次：2024年10月第1版
社　　址：北京西直门南大街16号	印　　次：2024年10月第1次印刷
邮政编码：100035	ISBN 978-7-5714-4104-3
电　　话：0086-10-66135495（总编室）	
0086-10-66113227（发行部）	

定　价：168.00元

译者名单

主　　译：安　阳　李卫华
副主译：刘家贺　单　磊　甄永环　周　蔚
主　　审：李　东　谭晓燕

译　　者：安　阳　　北京大学第三医院
　　　　　甄永环　　北京大学第三医院
　　　　　杨　欣　　北京大学第三医院
　　　　　薛红宇　　北京大学第三医院
　　　　　袁景涛　　北京大学第三医院
　　　　　韩　萌　　北京大学第三医院
　　　　　金梦颖　　北京大学第三医院
　　　　　梁　伟　　北京大学第三医院
　　　　　布　希　　北京大学第三医院
　　　　　王关卉儿　北京大学第三医院
　　　　　武思乔　　北京大学第三医院
　　　　　谢立锋　　北京大学第三医院
　　　　　潘柏林　　北京大学第三医院
　　　　　王先成　　中南大学湘雅二医院
　　　　　郭宗科　　东南大学附属中大医院
　　　　　单　磊　　重庆医科大学两江新区医院
　　　　　王　欢　　中国医学科学院整形外科医院
　　　　　曹海峰　　南京华美美容医院
　　　　　邸红亮　　温州佑安医院美傲医美中心
　　　　　董　帆　　上海市浦东新区浦南医院
　　　　　李　石　　北京圣嘉荣医疗美容医院
　　　　　李卫华　　天津伊美尔医疗整形美容专科医院
　　　　　刘家贺　　上海美斯颜医疗美容门诊部
　　　　　王军杰　　河南省直第三人民医院
　　　　　易　曦　　长沙颜华医疗美容门诊部
　　　　　张少博　　南京苏朗美容医院
　　　　　周　蔚　　郑东蔚莱医疗美容门诊部
　　　　　张　晨　　大连大学附属新华医院

学术秘书：王子墨　　北京大学第三医院

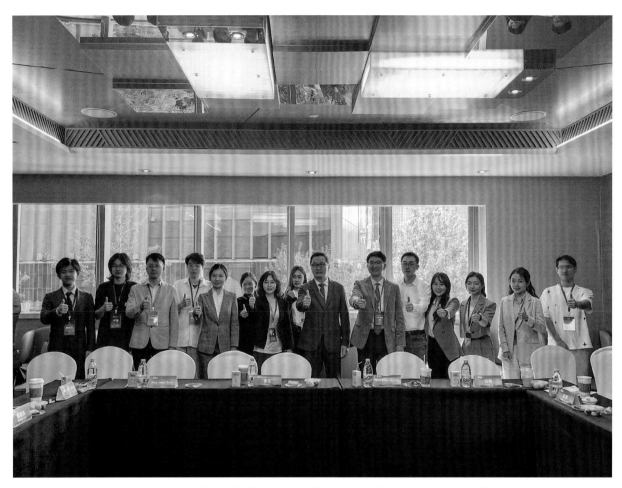

2024 年亚洲鼻整形协会（RSA，北京）年会译者安阳教授团队与作者合影

主译简历

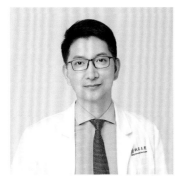

安 阳

北京大学第三医院整形外科，行政副主任 / 科研主任 / 博士生导师 / 博士后合作导师

哈佛大学医学院整形外科，博士后

德国汉诺威医学院整形外科，博士

亚洲鼻整形协会（RSA）项目专家委员会主席（Program Committee Chair）

中国中西医结合学会医学美容专业委员会秘书长

中国中西医结合学会鼻整形专业委员会主任委员

中国中西医结合学会修复重建专业委员会副主任委员

中国整形美容协会鼻整形美容分会副会长

中华医学会整形外科分会鼻整形学组副组长、基础研究学组副组长

中国研究型医院学会整形外科学 / 美容医学专业委员会常务委员

中国整形美容协会脂肪医学分会常务委员

中华医学会北京显微外科分会委员

美国整形外科医师协会（ASPS）国际委员

国际整形美容外科协会（ISAPS）国际委员

国家自然科学基金同行评议评审专家，北京市首发专项优青项目会上评审专家

主持国家自然科学基金面上项目、青年基金、教育部博士点基金、北京市自然科学基金面上项目、优秀留学回国人员启动基金等 12 项

发表学术性论文 100 余篇，以第一作者或通信作者发表 SCI 论文 70 篇，6 篇 IF ＞ 10，申请专利 23 项，转化 12 项

第六届"宋儒耀"整形外科青年医师论坛一等奖

首届张涤生整形外科发展基金会中国整形外科优秀青年医师奖

2020 年北医三院医疗技术创新一等奖

2020 年北医三院创新转化大赛二等奖、最佳人气奖

2021 年中国整形美容协会科学技术进步奖三等奖（第一完成人）

2022 年北京市创新转化大赛优秀项目组二等奖

2023 年中国中西医结合学会科学技术奖三等奖（第一完成人）

2024 年华夏医学科技奖青年科技奖终审提名（整形外科领域唯一）

美国整形外科 PRS 杂志、PRS GO 杂志、ASJ 杂志、JPRAS 杂志、APS 杂志、CMJ 杂志、Cell Proliferation 杂志、Journal of Controlled Release 杂志的特约审稿人

主译书籍《鼻再造原则》，副主编《中国整形外科学》第 IV 分卷，副主编《精准智能化整形外科手术》

《中国美容整形外科杂志》副主编

《中华医学美学与美容杂志》2019-2025 年度专栏执行主编

Chinese Journal of Plastic and Reconstructive Surgery 杂志编委

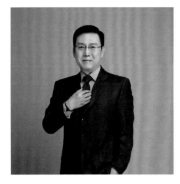

李卫华

李卫华，天津伊美尔医疗整形美容专科医院技术院长，副主任医师，副教授，毕业于第四军医大学，整形外科硕士。世界内镜医师协会中国整形外科联盟委员会面颈部创新技术专业委员会副主任委员，中国整形美容协会美容与再生医学分会常务理事，中国整形美容协会中西医结合分会第三届理事会常务理事（线技术综合年轻化专家组副组长），中国中医药信息学会中西医外科智能诊疗分会第一届理事会常务理事。参加整形美容临床工作 28 年，成功完成各类整形美容手术上万例，以第一作者或通信作者在国家级核心期刊发表学术论文 30 余篇，SCI 论文 2 篇。曾承担武警部队科研课题 5 项，天津市自然科学基金课题 1 项。曾荣获武警部队科技进步二等奖 1 项，三等奖 2 项。主译《微整形注射指导手册：肉毒素和填充剂的注射》《肉毒素注射与临床美学实践》和《化学换肤操作方法及流程》，参译《腋路内镜隆乳术》。曾荣获武警部队个人三等功 1 次和"天津市卫生行业诚信个人"称号。擅长颜面部综合整形手术，尤其对于鼻整形、脂肪整形和面部提升有较高的造诣。

序言

　　喜马拉雅山脉上的雪豹可抵挡零下 29℃的严寒，能够忍受一周的饥饿，能跑上 200 千米进行捕猎。有时还会在海拔 4800 米的悬崖上捕猎岩羊，但常常失败。整个捕猎过程看起来很危险，仿佛随时会掉下悬崖，但雪豹仍不断地尝试，一辈子都这样捕猎。冬天时会更困难，当温度下降，岩羊会从冰雪覆盖的山顶下到山谷中。雪豹会越过厚厚的积雪，从悬崖上跳下去捕猎，它需要食物度过严冬。雪豹最终在崎岖的山间用尽所有力量，咬住一只岩羊的脖子，在 60 米高的悬崖上翻滚了数十次，然后坠落下去。雪豹似乎"死亡"了片刻，但最终还是醒了过来，将自己的肚子填饱。然而，这样的成功付出了巨大的代价，它伤痕累累，但野生动物永远不会为自己的所作所为感到遗憾。最后，它又一次站起来，继续走上下一次捕猎的道路。这是一个激动人心的场景。不屈不挠的决心来源于要生活下去的勇气。在参加某次学术会议后返程的飞机上，我想起了 Bear Grylls 解说的纪录片《水深火热的星球——高山篇》（*hos tile planet–mountains*）中的一幕。

　　亚洲人鼻整形术非常有挑战性。组织去除和组织填充，哪一种更适合？不管鼻背多低，鼻尖多平，我都认为没做过手术的鼻子最舒服。在鼻整形中，舒服和漂亮是两回事。漂亮是公众普遍认可的基于情感的社会认知，鼻整形医生应该塑造出漂亮的鼻子。

　　成为一名整形外科医生后，我主要通过阅读各种文献、参加各种学术会议来不断地进行学习。掌握鼻整形术需要一个很长的学习曲线。我很幸运，我父亲 Young-song Dhong 博士教会我对患者保持真诚，他是一名普通外科医生；我哥哥教会我鼻中隔整形术，他是一名耳鼻喉科医生。

　　我并不认为我的鼻整形术做得很完美。也许，等我退休的那一天，我会为我的同行提供一种更好的方法，以帮助他们取得满意的手术效果。鼻整形术需要花费大量时间才能取得良好的效果，手术前和手术中需要进行大量思考。只有当最终缝合切口后，才能看到鼻子的样子。另外，亚洲人鼻整形术的术者在克服假体并发症和自体组织吸收方面付出的努力应得到赞扬。如果我不回头看走过的行医路，我也就没有时间来真正地认识自己。现在，经过认真总结后，我想跟大家分享我的知识和经验。

现在已有一年没能参加鼻整形学术会议了，我希望这种状况能够很快结束。

我祝愿所有读过这本书的人都能取得辉煌的成就。

Eun-Sang Dhong

韩国，首尔

目 录

第1章 假体材料的使用期限

摘要

- 假体下骨质吸收的程度由以下因素决定：①假体的硬度；②假体植入的时间；③假体的位置；④皮肤软组织罩的张力。
- 在二次修复手术时不仅需要考虑去除假体包膜后造成的组织缺损，还需要考虑骨质吸收形成的凹陷。
- 骨质吸收会使鼻缝点变得脆弱，使撑开移植物的固定变得困难，因此需要更长一点的软骨移植物。
- 在应用自体软骨进行鼻整形术后，鼻缝点的不稳定会导致出现鞍鼻畸形。
- 当存在轻度驼峰鼻时，最好通过雕刻假体的底面来矫正，而不是通过截除骨性驼峰来矫正。
- 内侧和外侧截骨后再放置假体会导致鼻背不稳定，从而导致后期出现假体歪斜。
- 截骨后不建议在鼻背放置假体。然而，如果确实需要放置假体的话，可以考虑在截骨时于鼻缝点位置保留宽一些的平台。
- 鼻背抬高后，鼻骨轴和软鼻骨轴之间的微小偏差会变得明显，因此，在鼻背放置假体时一定要小心。
- 在修复假体导致的并发症时，可采用自体软组织来增加鼻背的皮肤厚度。

1.1 假体下骨质吸收

在亚洲人鼻整形术中，假体材料非常实用，可以同时增加骨性鼻背和软骨性鼻背的高度。在这种情况下，医生只需要将注意力集中到鼻尖整形上即可。很多医生在亚洲人鼻整形学术会议上的报道都集中于鼻尖整形，而往往忽略了鼻背整形。骨性鼻背较硬，无法活动，而软骨性鼻背提供了鼻子的大部分活动度。坚硬的假体对其下方组织的机械压迫在每个部位都是不同的。假体材料有很多种，但临床上用于隆鼻的基本上仅限于3种：硅胶、膨体和异体真皮（通常情况下，这也是临床上使用量的排序）。也有其他多种混合材料，笔者在这里不再赘述。在韩国应用最多的是硅胶假体，它可以解决鼻背高度的问题。

曾有报道发现，硅胶假体用于隆颏或垫高颧弓后会出现假体下骨质吸收。已知甲基丙烯酸甲酯假体和硅胶假体可造成表面皮肤变薄以及假体下方的骨质吸收。膨体也会造成假体下方的骨质吸收[1]。需要注意的是，无论硅胶还是膨体，都是亚洲人鼻整形术中常用的材料，都会导致假体下方的骨质吸收。

- 影响骨质吸收程度的因素包括假体的硬度、植入的时间、植入的位置。另外，皮肤软组织罩的张力、面部表情肌的力量也扮演了重要的角色。
- 将假体植入骨膜下方可以减少假体的活动，但这也是一个引起骨质吸收的因素。
- 在二次修复手术中，去除假体周围的包膜以及骨质吸收会导致鼻背出现大量的凹陷。当准备自体移植物时，医生需要准备比假体体积大很多的自体组织（图 1.1）。

在关键的鼻缝点位置发生的骨质吸收可见于长时间植入假体的患者（图 1.2）。

1.2 鼻骨截骨后硅胶假体的应用

驼峰截除或歪鼻矫正后有时需要垫高鼻尖和鼻背，这种情况下不建议应用假体。而且没有证据表明左侧或右侧截骨后放置假体是安全的[2]。施行内侧和外侧截骨后在鼻骨上放置假体往往会使假体偏向一侧。来笔者诊所进行修复手术的患者几乎都有这种情况。

随着假体长时间放置，可发现鼻背基底严重受损。另外，截骨后的鼻侧壁也不是一个放置假体的安全平台（图 1.3）。

假体去除后，被破坏的鼻缝点会成为二次修复手术的障碍。

然而，在很多亚洲人鼻整形术中，去除骨性驼峰后往往会用假体对鼻背进行修饰。即使是现在，与其进行大量的驼峰截除，还不如将精力放在假体底面的雕刻上，这样也能够调整鼻背的外形。

鼻缝点遭到破坏后，撑开移植物的固定就会变得困难。使用撑开移植物时，需要移植物足够长。否则，术后前鼻中隔会变得不稳定。

- 矫正驼峰鼻时，笔者将更多的注意力集中在软骨性驼峰上，而不是骨性驼峰上。
- 鼻缝点和鼻黏膜遭到假体破坏后，后期会

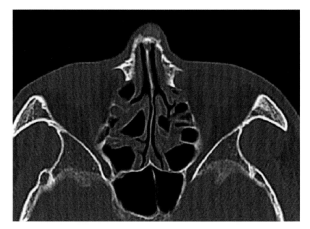

图 1.2　硅胶假体下的骨质吸收：横断面 CT 扫描。骨质吸收伴随骨质破坏

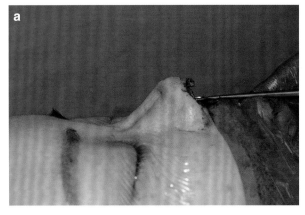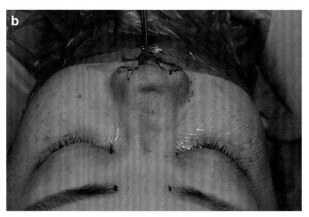

图 1.1　去除假体包膜后的皮瓣。伴随骨质吸收，鼻背出现明显的凹陷。a. 侧面观；b. 正面观

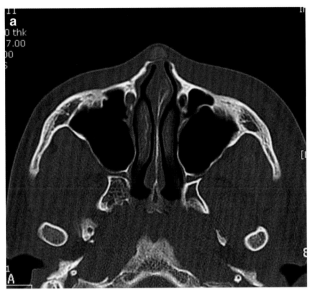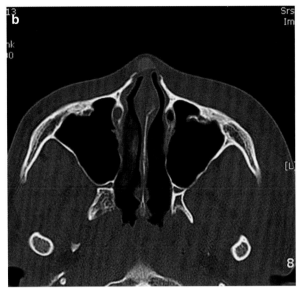

图 1.3　鼻缝点：遭到硅胶假体的破坏。a. 鼻缝点被一个 5 mm 厚的硅胶假体破坏；b. 右侧的基底开始压迫鼻腔黏膜。这位患者可能施行了内侧和外侧截骨

出现迟发性炎症反应（第 2 章）。

- 鼻缝点不稳定会在应用自体组织进行鼻修复后诱发鞍鼻畸形，后期还会形成倒"V"形畸形。
- 驼峰截除后，不要用假体覆盖鼻背开放畸形。

内侧斜形截骨有利于对假体形成支撑。鼻骨可作为假体放置的平台（图 1.4）。在内侧截骨联合外侧截骨时，形成青枝骨折有利于鼻骨的稳定（图 1.5）。

应用内侧斜形截骨可保留鼻缝点上方的平台，有利于支撑。

- 常常会出现外侧鼻骨的不稳定，假体滑向偏弱的一侧；后期会出现假体歪斜（图 1.6）。

如果假体位于鼻骨的正中线，就不容易显形。因此，锉除驼峰比截除驼峰更好，但锉除驼峰并不适合每个病例。在缩窄鼻骨宽度时，保证假体放置平台的稳定性至关重要。最好在截骨后的鼻背使用自体移植物。

1.3　假体歪斜

假体过长

假体歪斜的最重要的原因是假体纵向上的张力过大，这通常是由假体过长造成的。这种情况下，可尝试进行外侧包膜切开。但这种方法可能不太有用，除非缩短假体的长度。任何降低张力的方法都可以使用。如果硅胶假体很软，即使纵向上很小的压力也会造成假体歪斜。因此，皮肤软组织罩的量要足够，假体也不能太长。另外，还应注意，剥离范围太广时，假体也会活动。

鼻骨轴和鼻软骨轴

不管鼻根有多低，鼻骨轴和鼻软骨轴通常是不同的。如果忽略了这一点，假体会根据平台的坡度发生倾斜。轻微的轴向偏差可通过适当的假体雕刻来掩盖，但肿胀消退后鼻子仍常常会再次出现偏斜。

即使患者的鼻根很低，有时也会发现软骨性鼻背从鼻缝点开始偏向一侧。在这种情况下，虽然放置了假体，但鼻子的上 1/3 和下 2/3 仍可能

a

b

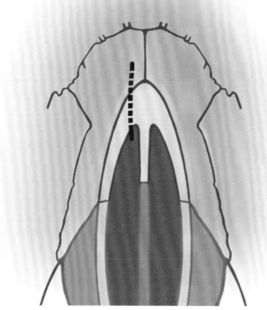

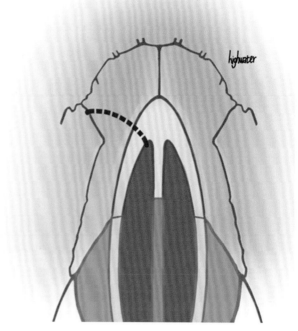

图 1.4   内侧斜形截骨可为假体的放置保留更多的鼻骨。a. 旁内侧截骨；b. 内侧斜形截骨

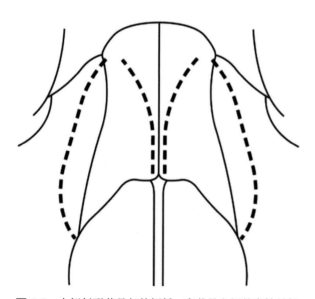

图 1.5   内侧斜形截骨与外侧低 – 高截骨之间的青枝骨折

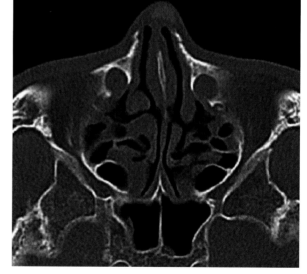

图 1.6   外侧鼻骨错位愈合导致硅胶假体滑向左侧

会出现偏差，导致外观不理想（图 1.7）。

　　另外，当通过撑开移植物矫正鼻中隔歪斜后，在鼻背采用自体移植物会产生更稳定的效果（图 1.8）。

　　然而，在假体下方使用撑开移植物来矫正鼻中隔歪斜是多余的。尽管撑开移植物具有一定的

功能，外形也不可见，但如果表面覆盖鼻背假体，在假体下应用撑开移植物是没有什么效果的。鼻背假体就可以掩盖鼻中隔歪斜。

　　当使用撑开移植物后，建议在鼻背使用自体移植物。将上外侧软骨和鼻中隔软骨分离后，不建议在鼻背使用假体。上外侧软骨从前鼻中隔分

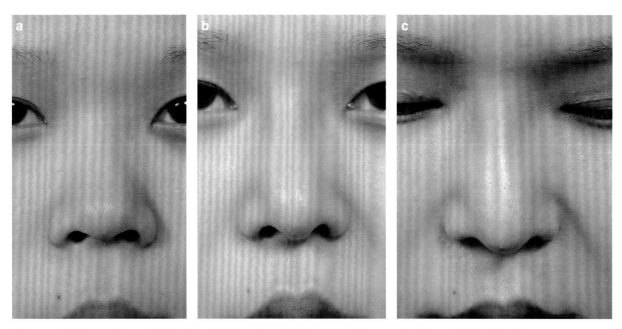

图 1.7　硅胶假体歪斜。a.鼻根太低，鼻骨轴和鼻软骨轴之间存在偏差；b.正面观；c.鼻背曲线偏斜

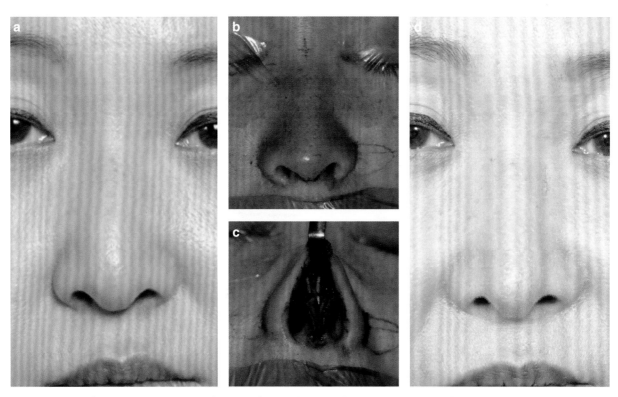

图 1.8　采用自体组织盖板移植物矫正鼻中隔歪斜。a.术前；b.应用撑开移植物矫正鼻中隔歪斜；c.鼻背的光点集中于左侧的撑开移植物上；d.术后

离时形成的任何微小损伤都会导致迟发性炎症反应。

  – 很多情况下需要垫高过低的鼻根，这时就需要使用假体。此时，手术中剥离的腔隙

要大一些。

  – 用骨锉将驼峰尽量锉平，将假体置于鼻子中央，对假体底面进行非对称性雕刻。

  – 当必须在鼻背放置假体时，也可以不行鼻

中隔分离。换句话说，在不剥离上外侧软骨和前鼻中隔时，鼻子下 2/3 的歪斜可通过将假体缝合固定到鼻尖来矫正，而不必采用撑开移植物。

- 鼻背抬高后，鼻骨轴和鼻软骨轴之间的微小偏差会变得明显，因此，在鼻背垫假体时要非常小心。

假体隆鼻

在亚洲人鼻整形术中，各项技术的发展都是建立在假体隆鼻的基础之上。鼻整形术的各项技术主要集中在鼻尖的抬高和延长上。

严重的鼻子歪斜，如果不调整鼻中隔就很难形成一个直的鼻背线。另外，如果软组织出现问题，二次修复手术时就不能应用假体来垫高鼻背。

- 如果鼻中隔歪斜，假体就会歪斜。

应用硅胶假体行二次修复手术

在二次修复手术中，不可避免地要取出硅胶假体，同时再次植入硅胶假体。如果鼻根太低，或者患者拒绝使用自体组织，最后只能再次使用假体。

硅胶假体的表面可覆盖一些自体组织，如乳突浅筋膜[3]，以掩盖假体的轮廓，并增加表面皮肤的厚度（图 1.9）。

在假体表面应用自体组织的适应证如下：①去除假体包膜后，表面皮肤变得很薄；②需要掩盖假体的轮廓；③二次修复手术过程中，取出硅胶假体后，需要再次植入硅胶假体。

1.4　临床并发症

硅胶假体

包膜挛缩

硅胶假体周围会不可避免地形成包膜。如果

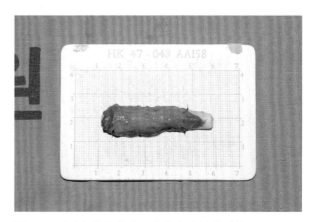

图 1.9　硅胶假体的前表面由乳突浅筋膜覆盖

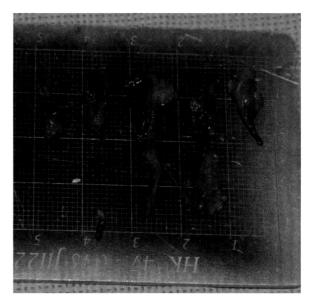

图 1.10　二次鼻整形手术中去除的多层硅胶假体包膜

植入 5 次硅胶假体，就会形成 5 个包膜。如果不经手术去除，这些包膜不会自然吸收（图 1.10）。包膜周围的成纤维细胞或肌成纤维细胞形成的瘢痕会持续伴有炎症反应。有些包膜较薄，是健康的包膜，在二次修复手术中可用作自体组织。不健康的包膜由厚厚的瘢痕形成，会导致挛缩，需要通过手术去除。在第 2 章中，笔者会讨论不健康的包膜导致的迟发性炎症反应方面的问题。

钙化

钙化是硅胶假体老化的表面特征，在 X 线检查中很容易被发现。在严重的病例中，钙化可导致皮肤损伤。此时需要将假体前面和后面的包膜全部去除。在去除假体前面的包膜时，应注意不要损伤皮肤（图 1.11）。

显形和透明

如果患者鼻根太低，硅胶假体的轮廓就会显现。同样，如果患者皮肤太薄，在阳光下也会看到假体，假体显得透明。在假体表面覆盖自体组织可有效降低假体显形和假体透明等情况的发生（图 1.12）。

膨体

由于膨体具有微孔，和 Medpore 假体一样，具有很高的感染发生率。感染导致假体取出的比例超过 3%。医生一般认为膨体周围不会形成包膜，所以不会发生挛缩，但更大的问题是多次手术的患者可能两种假体都用过。

－在硅胶假体形成的包膜中植入膨体也会发生包膜挛缩，这种情况下发生迟发性炎症反应的临床表现更复杂。

吸收和显形

当膨体的微孔变小时，就会发生膨体吸收和显形。取出膨体时，可发现典型的非常坚硬的皮革样变。由于膨体不形成包膜，所以取出时更困难。需要注意的是，这不像多次应用硅胶假体的患者那样，有的包膜可用作自体组织。当取出膨体后，鼻背的皮肤会变得非常薄，需要很长时间皮肤才能恢复其弹性和原来的状态（图 1.13）。膨体除了显形外，很多患者还会因为皮肤变薄而出现疼痛（图 1.14）。

假体显形伴有假体萎缩也常见于硅胶假体（图 1.15）。换句话说，假体显形可见于硅胶，也可见于膨体。自体组织如果放置得太浅，也会显形，所以需要小心地处理较厚的真皮瓣边缘。

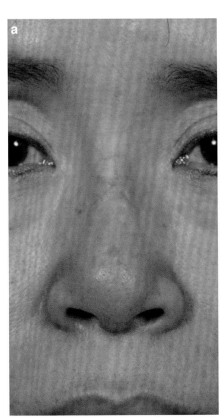
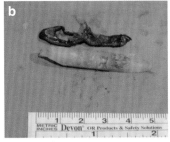
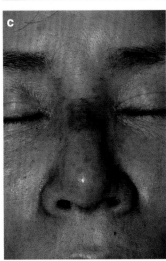
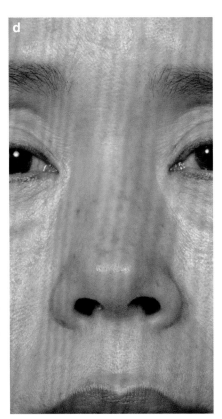

图 1.11　旧硅胶假体钙化。a. 术前：皮肤变薄，静脉曲张；b. 假体和包膜：假体的前表面出现钙化；c. 皮肤问题：皮肤薄，有发生坏死的危险，建议行高压氧治疗；d. 术后

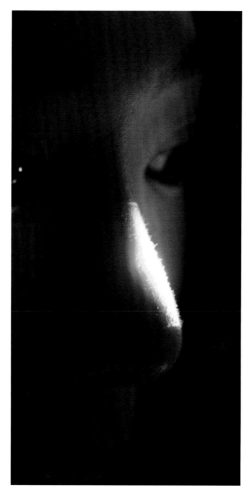

图 1.12　皮肤很薄，硅胶假体显得透明

异体肋软骨

吸收和断裂

后期吸收是异体肋软骨最大的问题。自体肋软骨的吸收率一般为 3%，而异体肋软骨的吸收率可达到 30%[4]，所以笔者不再使用异体肋软骨[5]。除了吸收和断裂，异体肋软骨还存在术区感染和迟发性炎症反应的问题。

- 将其用于搭建鼻支架时，后期的吸收会造成很多外形问题。
- 不建议将其用于鼻小柱支撑移植物、鼻中隔尾侧端延伸移植物、外侧脚支撑移植物或鼻翼缘移植物。
- 将其用于鼻背移植物相对好一些，但是也存在吸收的问题。

- 由于其是非活性软骨组织，无法避免长期损伤导致的炎症[6]。
- 并发症的发生率约为 3%，合并或不合并感染的再吸收率约为 2%[7]。

很多情况下，由于多次手术，患者的自体肋软骨已经不够用，这时就需要应用异体肋软骨。由于使用方便，异体肋软骨在初次鼻整形术中的应用越来越多，然而并发症也迅速增多。

异体真皮

异体真皮由于没有供区损伤，因此应用起来非常方便，但是也存在吸收的问题[8]。据报道，应用的层数和吸收率之间没有关系。在亚洲人鼻整形术中，常常会用到 2 层以上。临床上，后期的瘢痕形成使得异体真皮的手感变硬，这相比吸收来说更是个问题。

- 异体真皮在骨性鼻背的吸收更明显，因为局部血运欠佳。
- 多层应用使得层间没有血运，形成像石头一样硬的瘢痕。

中间区域包膜挛缩

多层植入后由于中央区域没有血管，包膜发生挛缩[9]。

1.5　并发症

植入假体最常见的并发症是感染。根据大样本分析，膨体和硅胶的感染率都在 4% 左右，Medpore 假体的感染率约为 6%，各种假体感染率之间的差异无统计学意义[10]。

由于预防性抗生素的应用和手术环境的不同，感染率也会不同，统计会出现偏差。但是，还是要将术区感染和迟发性炎症反应区分开来（第 2 章）。

以上是亚洲人鼻整形术最需要注意的方面，因为大部分挛缩都是由炎症导致的。

图 1.13 膨体显形。a. 术前；
b. 术后

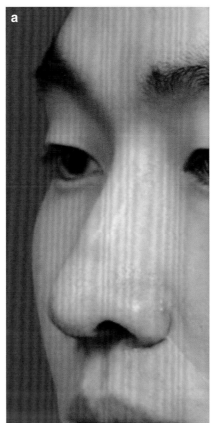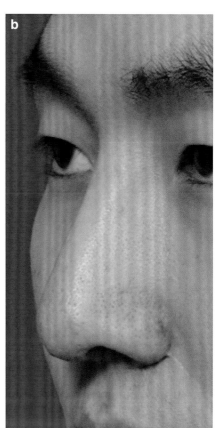

图 1.14 患者出现不明原因的鼻子疼痛。a. 术前；b. 取出膨体，换成自体真皮移植物后，疼痛消失

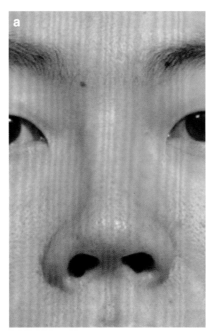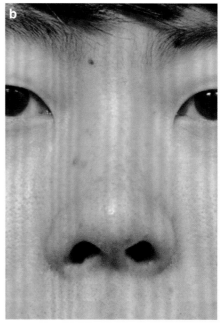

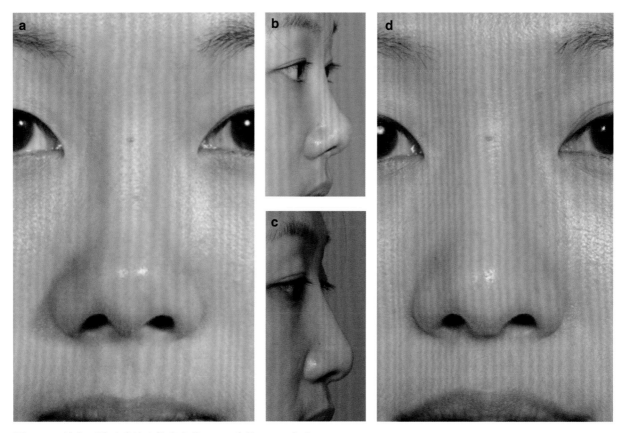

图 1.15　特定区域硅胶植入并发挛缩。a,b. 术前；c,d. 术后

参考文献

1. Oliver JD, Eells AC, Saba ES, Boczar D, Restrepo DJ, Huayllani MT, et al. Alloplastic facial implants: a systematic review and meta-analysis on outcomes and uses in aesthetic and reconstructive plastic surgery. Aesthet Plast Surg. 2019;43(3):625–36.

2. Toriumi DM, Pero CD. Asian rhinoplasty. Clin Plast Surg. 2010;37(2):335–52.

3. Hong S-T, Kim D-W, Yoon E-S, Kim H-Y, Dhong E-S. Superficial mastoid fascia as an accessible donor for various augmentations in Asian rhinoplasty. J Plast Reconstr Aesthet Surg. 2012;65(8):1035–40.

4. Wee JH, Mun SJ, Na WS, Kim H, Park JH, Kim D-K, et al. Autologous vs irradiated homologous costal cartilage as graft material in rhinoplasty. JAMA Facial Plast Surg. 2017;19(3):183–8.

5. Suh M-K, Ahn E-S, Kim H-R, Dhong E-S. A 2-year follow-up of irradiated homologous costal cartilage used as a septal extension graft for the correction of contracted nose in Asians. Ann Plast Surg. 2013;71(1):45–9.

6. Toriumi DM. Choosing autologous vs irradiated homograft rib costal cartilage for grafting in rhinoplasty. JAMA Facial Plast Surg. 2017;19(3):188–9.

7. Kridel RWH, Ashoori F, Liu ES. Long-term use and follow-up of irradiated homologous costal cartilage grafts in the nose. Arch Facial Plast Surg [Internet]. 2009. https://jamanetwork.com/journals/jama/fullarticle/407629.

8. Gryskiewicz JM. Waste not, want not: the use of AlloDerm in secondary rhinoplasty. Plast Reconstr Surg [Internet]. 2005. https://journals.lww.com/plasreconsurg/Fulltext/2005/12000/Alloderm_Lip_Augmentation.24.aspx?casa_token=4n4K7vf5ObQ AAAAA:PaVJJEk65rVrb 351MEjlbHdUyg8slWclJ hHq_hv9jxM94EK2oq4w11e167 Ow_7F4CnZhxFa_149dXC2oxEpE5SOo.

9. Dhong E. 11 management of alloplast-related complications. Aesthetic Plastic Surgery of the East Asian Face [Internet]. 2016. https://pdfs.semanticscholar. org/fc9e/a8e751045e2e2 99c8649a38b57c80ded9b72. pdf#page=153.

10. Peled ZM, Warren AG, Johnston P, Yaremchuk MJ. The use of alloplastic materials in rhinoplasty surgery: a meta-analysis. Plast Reconstr Surg. 2008;121(3):85e–92e.

第2章　术区感染和迟发性炎症反应

摘要

- 鼻整形术是一项无菌手术。但在某种意义上，应用假体的鼻整形术是一项污染手术。
- 术前、术中和术后都需要应用抗生素。
- 亚洲人鼻整形术是一项复杂的手术，包括黏膜下切除术、多种软骨移植物技术，有时还会用到假体。
- 是否施行鼻中隔手术是决定抗生素应用时间长短的关键因素。
- 术区感染发生于手术后早期，迟发性炎症反应发生于手术后后期，应该区别对待。

术区感染

- 术区感染的处理原则是快速切开引流，并取出假体和移植物。
- 开放性鼻整形术的术区感染常发生于鼻中隔和鼻小柱。
- 治疗措施是合理应用抗生素，立即取出假体和移植物，否则炎症会越来越严重。
- 禁止在术区感染时进行二次修复手术。

迟发性炎症反应

- 首先临床表现为皮肤损害，如鼻背、鼻尖和鼻腔处形成囊肿。
- 随着时间发展，局部出现波动感，或流出脓液。
- 决定是仅切开引流，还是进行手术修复的标准是皮肤软组织的炎症程度。炎症的严重程度决定了手术时机。
- 对于切开引流的患者，在脓液清除后，建议推迟手术。但是，如果炎症轻微，脓液引流不是即刻修复手术的禁忌证。
- 手术中看到的囊肿是黏液样囊肿。
- 如果用的是膨体，也会发现黏液样囊肿。
- 包膜损坏、表皮样黏膜长入或肉芽组织增生、炎症细胞都在假体相关性迟发性炎症反应中扮演了重要的角色。

2.1　不同的定义

术区感染

任何鼻整形术后都可能发生术区感染。这是一种涉及手术腔隙的表浅感染，常发生于术后2周内的创面愈合阶段。急性期，可伴有红、肿和疼痛，最终流出脓液。如果同时施行了鼻中隔手术，则临床表现与未施行鼻中隔手术的患者的临床表现完全不同。

鼻中隔手术后的术区感染

鼻中隔手术后的术区感染可带来一系列并发症。并发症归因于院内细菌的传播而非扩大的手术范围。

目前的文献认为，抗生素无法完全清除葡萄球菌，而葡萄球菌感染是鼻整形术中最麻烦的问题；另外，抗生素还会改变正常的生物环境，破坏鼻腔内的正常菌群。因此得出结论，鼻中隔手术不需要预防性使用任何抗生素[1,2]。但是笔者并不完全同意这种观点。本书中所讨论的亚洲人鼻中隔成形术并不是文献中所讲的那些简单的手术，而是一类完全不同的手术。尽管简单的鼻中隔手术感染率很低，但由于手术的性质，亚洲人鼻整形术应该被认为是一项无菌手术[3]。患者应该预防性使用抗生素。原则上，应该预防性或在围手术期使用高于第一代头孢菌素的抗生素[4]。需要记住的是，术区在术中处于暂时有菌的状态[5]。

- 由于鼻中隔和外鼻是两个不同的术区，需要仔细确认两个脓性腔隙是相通的还是不相通的。
- 鼻中隔黏膜瓣要比鼻背皮瓣愈合得快。但是鼻中隔腔隙处于低位，脓液常常积聚在鼻中隔（图 2.1）。
- 局限于鼻中隔的脓腔可在引流后进行冲洗。
- 对于鼻中隔脓肿患者，应该监测其全身症状。曾有严重败血症甚至死亡的报道。

鼻中隔黏膜瓣要比鼻背皮瓣愈合得快。将引流出的脓液进行培养时，即使只用过一次抗生素，大多数培养结果也会呈阴性。因此，需要对可能的致病菌给予合适的抗生素治疗。

- 如果鼻小柱皮瓣的颜色发生改变，应该怀疑发生了术区感染。
- 可应用合适的抗生素进行治疗，一旦引流出脓液或炎症进一步发展，则需要立即取出假体和移植物。

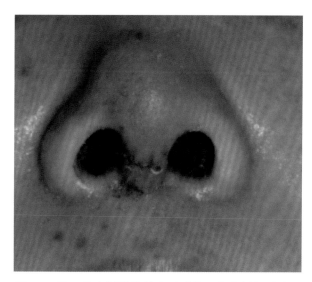

图 2.1　始于鼻中隔脓肿的术区感染。鼻中隔的脓肿腔隙与鼻背的脓肿腔隙相通

未施行鼻中隔手术的术区感染

由于术区只限于外鼻，通过正确的冲洗和全身应用抗生素就可控制术区感染。基本原则是立即取出假体和移植物。

- 与上述鼻中隔手术后一样，避免立即施行修复手术。
- 鼻背的感染程度是伤口安全愈合的指标。

迟发性炎症反应

迟发性炎症反应是一种罕见的并发症，可发生于鼻整形术后数月到数年。这是一种完全不同于术区感染的炎症状态，急性期可有或无脓性分泌物。这种炎症状态最终可发展成感染，形成脓液。迟发性炎症反应常伴有红肿和反复肿胀。应用抗生素后肿胀会消退。迟发性炎症反应常常发生于妊娠后，或者患者免疫力低下时。

2.2　术区感染和迟发性炎症反应的临床表现及处理方法

术区感染

在同时施行鼻中隔软骨切除手术后，适当的包扎很关键。正确的鼻部包扎联合适当的抗生素应用可预防血肿的发生，同时可抑制细菌的滋生[6]。鼻中隔血肿会导致鼻中隔形成脓肿。术区感染的病原体将在第3章进行详细的讨论。

在感染早期，鼻小柱常常发红。在去除包扎敷料后，需要仔细进行鼻腔内检查。如果发现鼻中隔局部出现波动，应积极进行穿刺引流。另外，应根据细菌培养结果合理使用抗生素。如果鼻小柱发红很快褪去，炎症好转，则后期可能不会出现太大的问题（图2.2）。

选择合适的抗生素是关键，腔隙感染一般1~2天就会好转，因此，每天都需要观察伤口。如果经验性使用抗生素，可使用第一代或第二代头孢菌素，必要时可换成喹诺酮类抗菌药物。如果患者对药物敏感，症状很快就会改善。如果肿胀加重，炎症进一步发展，伤口就会裂开，脓液就会流出，这时将不得不取出假体和移植物。反复冲洗是唯一的外科处理手段。

术区感染的处理

- 一旦脓液流出，就需要将假体和移植物取出，这是处理原则。
- 血液炎症指标中的C反应蛋白（CRP）会升高。血液炎症指标［如红细胞沉降率（ESR）或CRP］对治疗有帮助，尤其是CRP，但它们不是治疗的指导标准。

- 一般情况下，患者早期会出现发热、疲倦、发冷等症状。
- 应尽快合理应用抗生素进行治疗。
- 如果已使用抗生素，那么在对脓性分泌物进行培养时常常检测不到细菌。

迟发性炎症反应

关于"亚临床感染"的状态一直存在争议。亚临床感染为一种反复肿胀及好转的状态，是一种弱的感染状态，可有渗出物，但不是脓性分泌物。这个术语目前看来需要重新定义。反复肿胀可能是由假体周围形成生物膜造成的。然而临床症状要比生物膜导致的炎症复杂得多。据报道，在胸部包膜挛缩中发现的凝固酶阴性的葡萄球菌是生物膜形成的首要原因，假体周围的生物膜可能是包膜挛缩的原因[7]。迟发性炎症反应和生物膜具有相似性，但是病理结果略有不同。迟发性炎症反应表现为间歇性鼻背肿胀，有时出现肉芽肿样皮肤病变。严重时，穿刺可引流出液体。很多情况下，穿刺引流出的是脓性分泌物。

"黏液样囊肿"是一个典型的病理变化，但在胸部假体周围并不存在。

迟发性炎症反应可分为4个发展阶段：①间断肿胀，这时软组织开始挛缩；②皮损的肉芽组织在假体周围形成厚厚的瘢痕；③皮肤破溃，即

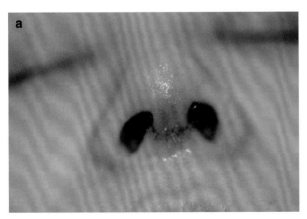
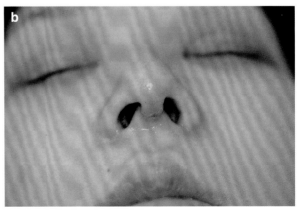

图2.2　鼻小柱出现轻度炎症。a. 术后3天鼻小柱发红，将经验性使用的头孢菌素类抗生素换成喹诺酮类；b. 术后5天，在没有冲洗伤口的情况下，发红症状改善

"黏液样囊肿"破溃阶段；④ 完全感染，形成蜂窝织炎。

如果在第 1 阶段连续使用抗生素，临床症状就会间断地恶化和好转。但最终症状会恶化，所以在病情发展到第 3 阶段前，必须采取手术进行干预。

第 1 阶段　病情起伏：时好时坏

应用了假体的患者经常会发生鼻部肿胀。通常在经验性使用一些抗生素和非甾体抗炎药后，肿胀消退。有些病例，这个过程会持续几年（图2.3），最后肿胀范围越来越大，包膜最终变厚。另外，鼻子也会"变短"（图 2.4）。

不管用的是硅胶还是膨体，局部都可出现波动感，但并没有明确的证据证明这些症状是由生物膜引起的。需要询问一下患者的外伤史、饮酒史、妊娠史和生育史，但大部分病例都是特发性的。病情反复变化及皮肤变厚是包膜周围瘢痕形成的表现，触诊时可摸到包膜里的液体。

- 在皮肤破溃前就应该施行修复手术，修复手术的标准时机是在肿胀消退后。
- 这时，CT 检查对制订修复手术计划有帮助，可以确定修复手术所需的组织量。
- 软组织开始挛缩。

检查鼻中隔，了解假体的类型和固定方法，这对于修复手术有帮助。

还需要检查鼻背皮肤的最大伸展度，以便预测鼻背重建的高度。

第 2 阶段　皮损：肉芽组织向外生长

皮损可表现为表皮样囊肿，但大部分为深紫色囊肿，中央皮肤变薄（图 2.5a，b）。皮损可出现在各个部位，尤其是膜性鼻中隔部位（图2.5c）。

对迟发性炎症反应不熟悉的医生会对病灶进行病理检查，或对病灶进行切除，由此会带来不可预测的后果。病理结果常显示伴随黏液样囊肿

的肉芽肿反应与鼻窦黏液样囊肿类似。由于囊肿随时间延长会出现破溃，所以在这个阶段可考虑行修复手术。

- 将黏液样囊肿完整去除。
- 深达鼻前棘或鼻根部的病灶可用小刮匙刮除。
- 最难处理的部分是剥离鼻背的皮肤。尽量不要剥破皮肤。如果术中剥破了皮肤，需要适当应用软组织对其进行修复。一般情况下都会愈合得很好，只留下轻度瘢痕（图 2.6）。

第 3 阶段　皮肤破溃，有或无脓液流出

首先会有液体渗出，最后形成脓液。伤口会上皮化愈合，但还是需要手术切除。只有完整切除才能解决问题（图 2.7）。

如果出现脓液，需要进行积极的抗生素治疗。如果皮肤破溃，需要按照污染创面进行处理。第一代头孢菌素不能彻底解决问题。环丙沙星（喹诺酮类）是一种广谱抗菌药，可静脉应用或口服。

- 如果需要在细菌培养结果出来前就应用抗生素，建议使用喹诺酮类药物[8]。
- 如果喹诺酮类药物用了 2~3 天后，病情没有改善，可联合应用第 2 种或第 3 种抗生素，如氨基糖苷类或甲硝唑等。
- 很多情况下细菌培养结果呈阴性。尽可能地选用敏感的抗生素进行治疗，以便尽早进行二次修复手术，防止组织挛缩。

上述方法只是为二次修复手术做准备，而不是治疗的终点。如果潜在的黏液样囊肿得不到处理，病情就不会改善。

第 4 阶段　蜂窝织炎伴有脓液渗出

此阶段需要积极地冲洗和引流。原则上，所有的移植物和假体都要去除。检查软骨的情况，观察是否有渗血。手术前需要合理应用抗生素，

尽量在蜂窝织炎减轻后再施行手术。

- 蜂窝织炎的严重程度决定了是否能够进行二次修复手术。
- 当蜂窝织炎消失、皮瓣颜色恢复正常后，可积极准备二次修复手术。

- 如果蜂窝织炎太严重，除了清理感染病灶外，不能施行其他移植或鼻中隔手术（图2.8）。
- 鼻支架保留的程度决定了手术后畸形的严重程度。

图 2.3 迟发性炎症反应的第 1 阶段。a. 经验性口服抗生素后症状消失；b. 肿胀状态

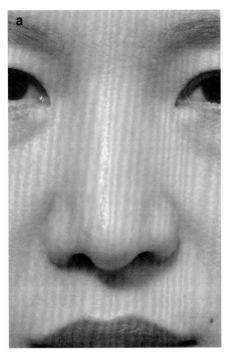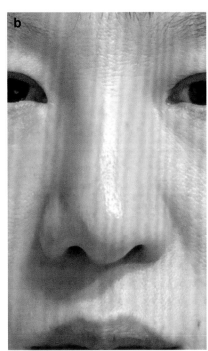

图 2.4 迟发性炎症反应的第 1 阶段：肿胀持续不退。a. 在其他医院行硅胶假体植入后 1 年，正常状态；b. 肿胀状态，应用喹诺酮类药物后肿胀并不消退。最后应用自体组织进行了修复手术

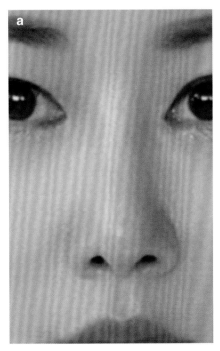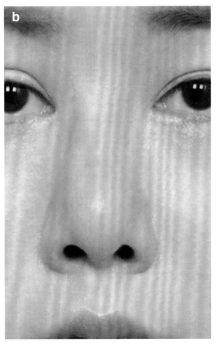

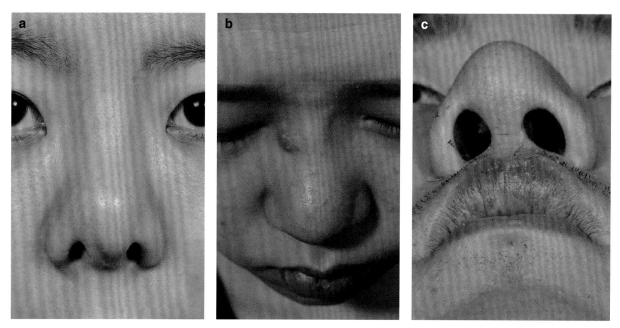

图2.5 迟发性炎症反应的第2阶段：肉芽肿样囊肿。a.鼻尖皮肤变薄，颜色发紫；b.鼻根囊肿被一名皮肤科医生误诊为表皮样囊肿；c.膜性鼻中隔处肉芽肿样囊肿

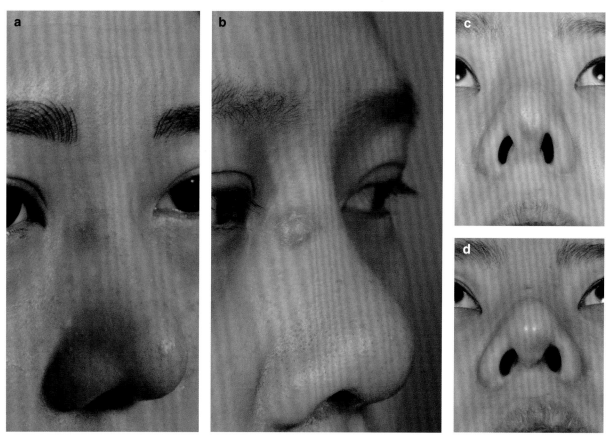

图2.6 将包膜内的肉芽肿样囊肿完全切除，切除范围从鼻根到鼻尖。a, b.鼻根皮损，术前和术后；c, d.鼻小柱皮损，术前和术后

迟发性炎症反应的病理生理

目前还没有关于假体导致的迟发性炎症反应的分析报告。大部分报告只是报道了整体的感染发生率。据报道，由假体导致的并发症发生率为 4%~24%[9]，但是对所有并发症的发生时间没有详细的研究。只有一项研究报道了膨体在初次鼻整形术中的长期感染率为 1.3%，在二次手术中的长期感染率为 4.3%~5.4%[10]。

生物膜

生物膜的形成被认为是亚临床感染的首要原因，然而在术区并不能确认是否存在生物膜。生物膜被定义为由细胞外基质（主要是多糖基质）包围的表面相关微生物的集落[11]。由细菌产生的细胞外基质包围在非生物体表面，形成三维极化细胞聚集体，其能够产生黏糖蛋白，刺激黏液的分泌[12]。

生物膜中会形成大量的黏液，从而在术区形成黏液样囊肿。

– 在硅胶包膜中会看到一个囊肿，里面含有黏液。

– 如果用的是膨体，也会发现此类黏液样囊肿。

– 如果患者曾做过多次手术，临床症状会表现得更加复杂，因此需要患者陈述详细的手术史，并通过 CT 检查确定囊肿的大小和位置。

– 调整 CT 的对比度，可确定黏液样囊肿的

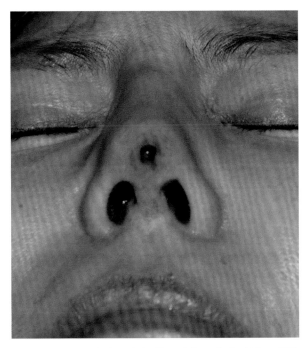

图 2.7　迟发性炎症反应的第 3 阶段：皮肤破溃，黏液样囊肿破裂，但没有脓液流出

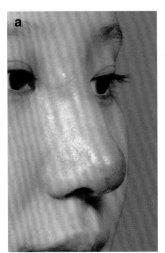
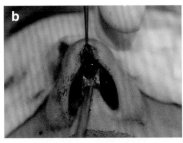
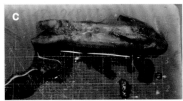
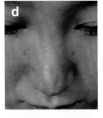
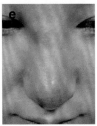
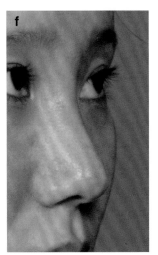

图 2.8　迟发性炎症反应的第 4 阶段：严重的皮肤感染伴随脓性分泌物。a, d. 术前（一名 23 岁女性患者，曾应用 Surgifoam 产品进行隆鼻，1 年前又由同一名医生进行了二次修复手术，取出了 Surgifoam 产品，更换为自体真皮脂肪移植物）；b, c. 切开后脓液流出，在瘢痕化真皮组织的表面将原包膜连同黏液样囊肿一并切除；e, f. 术后

大小和鼻重建手术所需要的组织量（图2.9）。

- 然而，对于多次手术的患者，还需要进一步的研究。因为很多情况下，膨体被放置在硅胶假体形成的包膜中。

黏液样囊肿的病理

在迟发性炎症反应中发现的黏液样囊肿大部分位于假体包膜中。它的生物表面表现出与生物膜来源黏液样囊肿不同的复杂模式。黏液样囊肿是一种黏液渗出形成的假性囊肿，含有上皮样巨噬细胞和一系列黏蛋白，但并不存在上皮样组织。然而，在迟发性炎症反应中发现的黏液样囊肿并不是典型的囊肿，而是像鼻窦中含有脓液的黏液样囊肿。

硅胶假体包膜的组织学表现

健康的包膜

健康的包膜处于稳定的状态，并不会出现迟发性炎症反应。健康的硅胶假体包膜较薄，手术时可单独剥离出一层。这种包膜很好剥离，可作为软组织移植物使用。如果鼻背皮肤较薄，假体前方的包膜可不用去除。

厚的包膜不建议在原位使用，因为有挛缩的风险。然而将它切下来用到鼻尖和组织凹陷处，还是相对安全的。

由于单纯外侧包膜切开可形成一个稳定的腔隙，因此健康的包膜不会成为修复手术的障碍。

不健康的包膜

不健康的包膜常见于迟发性炎症反应，假体周围的包膜较厚，与周围皮肤和软骨紧紧粘连在一起。包膜的厚度与患者的临床表现有关。如果患者的鼻子挛缩且伴有炎症，假体周围的包膜就会很厚（图2.10）。

如果没有去除这种包膜及其周围的瘢痕组织，鼻子就不能很好地得到延长。包膜内有可能还会出现波动感，周围组织有可能再次出现炎症。

组织学研究[13]

苏木精－伊红染色和马森三色染色

健康的包膜分为3层：最内层靠近假体，分布着一层细胞；中间层为滑膜层；最外层是一层

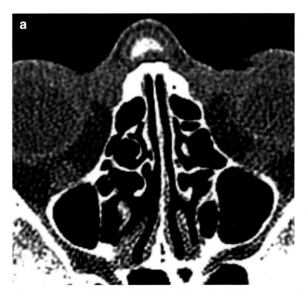
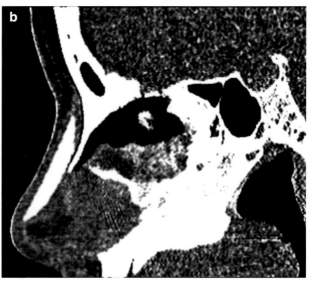

图2.9　硅胶假体周围的黏液样囊肿，通过调整CT对比度，可清楚地看到包膜周围的腔隙。a.横截面观；b.矢状面观

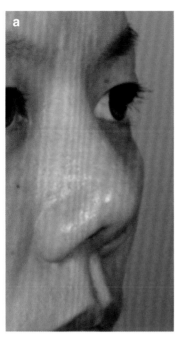
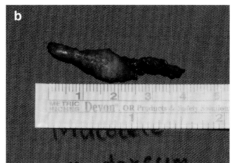
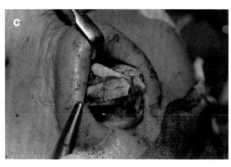
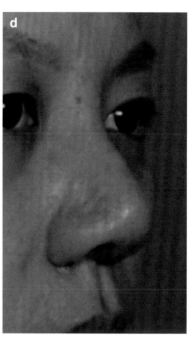

图 2.10　不健康的包膜伴有挛缩。a. 一名 28 岁女性患者，由于严重的包膜挛缩伴有鼻背波动感而来院就诊；b. 去除假体周围厚厚的瘢痕及黏液样囊肿；c. 术后观；d. 去除硅胶假体，应用肋软骨延伸移植物延长鼻中隔软骨 L 型支架

致密、规律排列的胶原层，没有异物反应，也没有炎症细胞。在健康的包膜中，所有胶原的排列与假体平行（图 2.11）。不健康的包膜，最内层为挛缩层，中间层为滑膜层，最外层为肉芽层，胶原排列混乱。最外层看起来像肉芽组织，巨噬细胞和中性粒细胞也增多。但是没有在患者身上发现间变性大细胞淋巴瘤或 T 细胞增多（图 2.12）。

胶体铁组织化学染色

这种染色手法可发现黏蛋白。黏蛋白只存在于不健康包膜的内表面。尽管没有证据表明黏蛋白来源于生物膜的细胞外聚合物物质（EPS），但其确实是由包膜内层分泌的[14]。内皮成分在囊内生长。在内膜中发现了大量和多层内皮。囊内膜的内皮层需要进一步研究以确定是内皮增生还是手术中暴露的黏膜增生（图 2.12）。

免疫组化 CD31 染色

在不健康的包膜中，与假体接触的最内层分布着致密的多层 CD31 染色阳性细胞。这种内皮细胞层或上皮细胞层不连续，不同位置的断裂情况不同（图 2.12，图 2.13）。

内层和假体周围滑膜新生层的功能可以看作是组织与组织之间滑动和润滑的涂层，对保持假体周围滑膜的湿润具有良好的作用。迟发性炎症反应通过持续不断地募集促炎症细胞（如巨噬细胞和淋巴细胞）及释放炎性介质和蛋白酶而造成组织破坏[15]。需要更多的研究来确定为什么不健康的包膜会发生如此复杂的炎症反应且黏液在包膜中积聚，而健康的包膜则不发生这种情况。目前为止，笔者的观点如下。

- 包膜损伤、滑膜样黏膜长入或原位肉芽组织增生、炎症细胞，在内皮增生（或化生）相关的迟发性炎症反应中扮演了关键的角色。

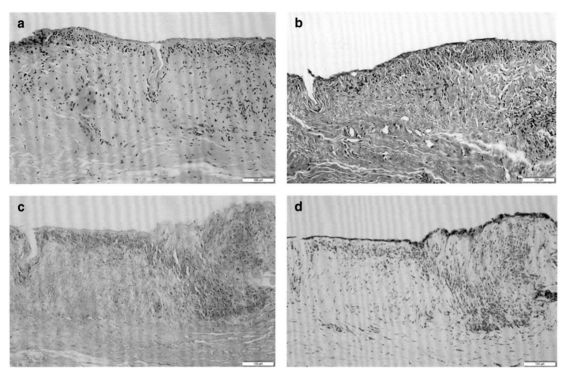

图 2.11　健康包膜的组织学表现。a. 苏木精 - 伊红染色；b. 马森三色染色；c. 胶体铁组织化学染色；d. 免疫组化 CD31 染色（200 倍放大镜下观察。图片来源：Moon et al. Late-Onset Infammation in Asian Rhinoplasty Using Alloplastic Implants, Aesthetic Plastic Surgery, 2020, Springer）

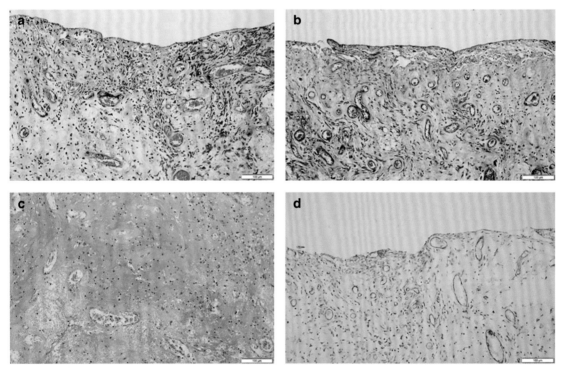

图 2.12　不健康包膜的组织学表现。a. 苏木精 - 伊红染色：胶原纤维不规则排列；b. 马森三色染色：严重的胶原蛋白变性；c. 胶体铁组织化学染色：深蓝染色，表明黏蛋白沉积；d. 免疫组化 CD31 染色（200 倍放大镜下观察。图片来源：Moon et al. Late-Onset Infammation in Asian Rhinoplasty Using Alloplastic Implants, Aesthetic Plastic Surgery, 2020, Springer）

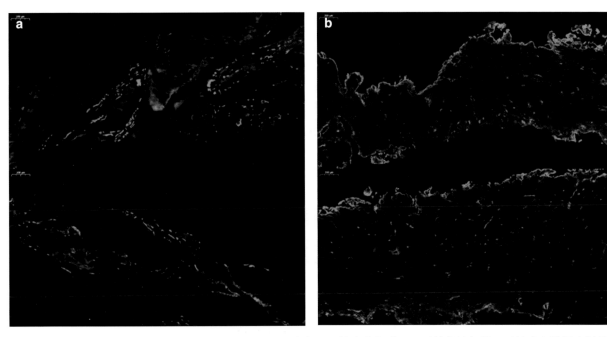

图 2.13 200 倍荧光显微镜下观察到的免疫组化 CD31 染色。a. 健康的包膜；b. 不健康的包膜。不健康包膜最内层的内皮细胞被染成连续的绿色

病例 1：肉芽肿样皮损伴挛缩鼻

一名 28 岁的女性患者，8 年前曾行硅胶假体隆鼻术。在二次修复手术中，取出硅胶假体。下外侧软骨大部分被破坏，包膜内充满脓性液体。将包膜完整切除。在组织学研究中，胶体铁组织化学染色呈强阳性，马森三色染色发现胶原蛋白变性。彻底松解挛缩的瘢痕后，应用自体软组织进行修复（图 2.14）。

- 不健康包膜是由致密的瘢痕组织形成的，在卷轴区将上外侧软骨与下外侧软骨紧紧粘连在一起。
- 挛缩鼻的矫正需要切除挛缩的包膜。
- 有些病例，除非只留下鼻腔黏膜衬里，否则下外侧软骨将无法无张力自由地向尾侧端移动。
- 如果需要更多的鼻中隔延伸移植物，剥离范围就要更广。

病例 2：迟发性炎症反应伴鼻腔黏膜衬里缺失

一名 22 岁女性患者，由于 2 个月前开始出现间歇性鼻部肿胀和右侧鼻黏膜肉芽肿样病变而来院就诊。患者 2 年前在外院行硅胶假体隆鼻术。在二次修复手术中，发现假体包膜内充满脓液，遂将假体包膜完全切除。为了修复，使用了双侧的耳软骨。鼻背用的是骶部真皮脂肪瓣。将右侧膜性鼻中隔缺损从内侧进行了缝合，但术后仍留下一小块缺损。经过湿敷和抗生素治疗，5 天后创面愈合。

- 如果鼻腔黏膜衬里受到损伤，从术区就可看到鼻腔。在这种情况下，无法进行准确的缝合。
- 黏膜样囊肿向鼻腔内生长和破裂。切除囊肿后，鼻腔黏膜衬里往往出现缺损。
- 不要暴露移植的软骨，如果黏膜缺损位于膜性鼻中隔，则试着将缺损缝合。

不能再次使用假体，应该采用自体移植物，术后也需要合理使用抗生素（图 2.15）。

图2.14　肉芽肿样皮损伴
挛缩鼻：一名28岁女性患
者，8年前曾行硅胶假体
隆鼻术。a, b. 术前；c. 术
中；d, e.（与假体相关的并
发症的治疗）修复术后6
个月（图片来源：Moon et
al. Late-Onset Infammation
in Asian Rhinoplasty Using
Alloplastic Implants,
Aesthetic Plastic Surgery,
2020, Springer）

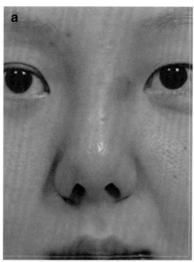
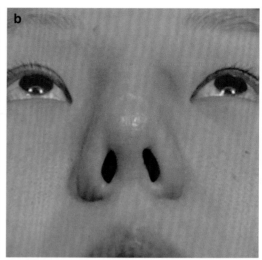
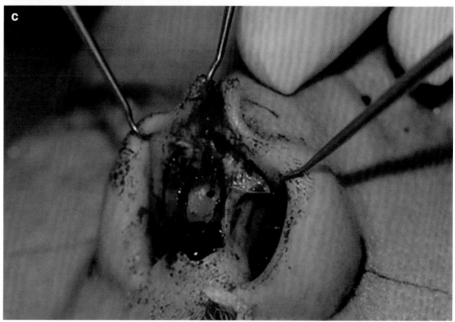
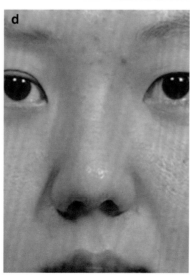
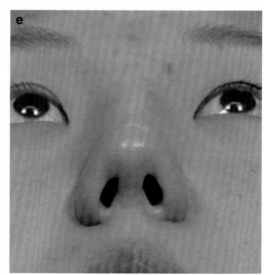

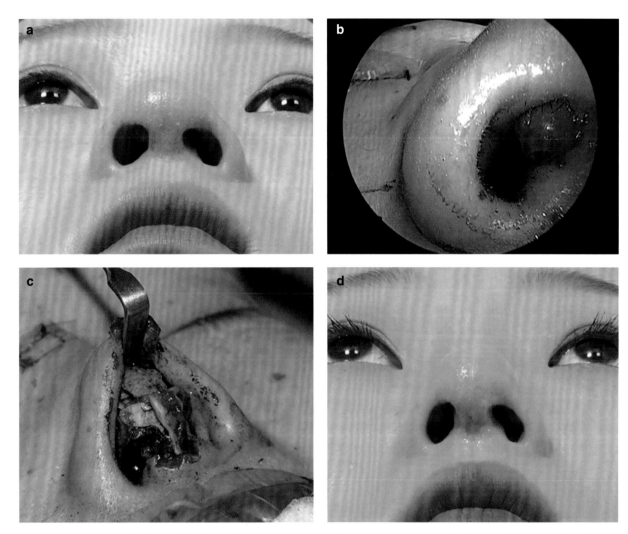

图 2.15 迟发性炎症反应伴鼻腔黏膜衬里缺失：一名 22 岁女性患者，由于 2 个月前开始出现间歇性鼻部肿胀和右侧鼻黏膜肉芽肿样病变而来院就诊。脓性分泌物的微生物学培养发现有金黄色葡萄球菌。通过引流、取出硅胶假体、切除包膜、应用自体软骨进行修复并静脉输注抗生素，患者治疗成功。a. 术前；b, c. 术中；d. 术后 6 个月

参考文献

1. Ottoline ACX, Tomita S, da Penha Costa Marques M, Felix F, Ferraiolo PN, Laurindo RSS. Antibiotic prophylaxis in otolaryngologic surgery. Int Arch Otorhinolaryngol. 2013;17(1):85–91.

2. Karaman E, Alimoglu Y, Aygun G, Kilic E, Yagiz C. Effect of septoplasty and preoperative antibiotic prophylaxis on nasal flora. B-ENT. 2012;8(1):13–9.

3. Mäitie A. Postoperative infection following nasal septoplasty [Internet]. Acta Otolaryngolog. 2000;120:165–6. https://doi. org/10.1080/000164800454297.

4. Salkind AR, Rao KC. Antibiotic prophylaxis to prevent surgical site infections. Am Fam Phys. 2011;83(5):585–90.

5. Okur E, Yildirim I, Aral M, Ciragil P, Kili MA, Gul M. Bacteremia during open septorhinoplasty. Am J Rhinol. 2006;20(1):36–9.

6. Bandhauer F, Buhl D, Grossenbacher R. Antibiotic prophylaxis in rhinosurgery. Am J Rhinol. 2002;16(3):135–9.

7. Pajkos A, Deva AK, Vickery K, Cope C, Chang L, Cossart YE. Detection of subclinical infection in significant breast implant capsules. Plast Reconstr Surg. 2003;111(5):1605–11.

8. Patzakis MJ, Bains RS, Lee J, Shepherd L, Singer G, Ressler R, et al. Prospective, randomized, double-blind study comparing single-agent antibiotic therapy, ciprofloxacin, to combination antibiotic therapy in open fracture wounds. J Orthop Trauma. 2000;14(8):529–33.

9. Tham C, Lai Y-L, Weng C-J, Chen Y-R. Silicone augmentation rhinoplasty in an oriental population. Ann Plast Surg. 2005;54(1):1–5; discussion 6–7.

10. Jang YJ, Moon BJ. State of the art in augmentation rhinoplasty: implant or graft? Curr Opin Otolaryngol Head Neck Surg. 2012;20(4):280–6.

11. Donlan RM. Biofilms: microbial life on surfaces. Emerg Infect Dis. 2002;8(9):881–90.

12. Moreau-Marquis S, Stanton BA, O'Toole GA. Pseudomonas aeruginosa biofilm formation in the cystic fibrosis airway. Pulm Pharmacol Ther. 2008;21(4):595–9.

13. Moon K-C, Lee K-I, Lee J-S, Kim A-R, Dhong E-S, Kim D-W, et al. Late-onset inflammation in Asian rhinoplasty using alloplastic implants. Aesthetic Plast Surg [Internet]. 2020. https://doi.org/10.1007/s00266-020-01648-8.

14. Kasprzak A, Adamek A. Mucins: the old, the new and the promising factors in hepatobiliary carcinogenesis. Int J Mol Sci [Internet]. 2019;20(6). https://doi. org/10.3390/ijms20061288.

15. Galdiero M, Larocca F, Iovene MR, Martora F, Pieretti G, D'Oriano V, et al. Microbial evaluation in capsular contracture of breast implants. Plast Reconstr Surg. 2018;141(1):23–30.

第3章 鼻拭子培养：手术安全准备

摘要

- 亚洲人鼻整形术可分为2类：剥离鼻中隔的鼻整形术和不剥离鼻中隔的鼻整形术。

- 需要自体组织移植的鼻整形术是无菌手术，创面比较复杂。

- 需要植入假体的鼻整形术被认为是污染手术。

- 鼻缩小术相对来说不容易感染。

- 鼻拭子培养是指导鼻整形术抗生素应用的最简单方法。

- 复杂鼻整形术后的术区感染会导致鼻子出现严重挛缩。

- 一项鼻拭子研究发现，潜在性鼻腔感染菌群的阳性率约为85%，最常见的是对甲氧西林敏感的金黄色葡萄球菌（MSSA）和对甲氧西林敏感的表皮葡萄球菌（MSSE）。

- 如果不经鼻拭子培养，单纯经验性使用抗生素的耐药性可达17%，3%~17%的患者为了减少潜在性鼻腔感染菌群，使用的是第一代、第二代头孢类或更高级的抗生素。

- 根据鼻拭子培养结果，莫匹罗星或喹诺酮软膏会使53%的潜在性鼻腔感染菌群转阴。

- 手术后鼻腔菌群会发生变化。因此，手术后需要检测菌群的变化，一旦出现炎症，需要更换原来使用的抗生素。

- 如果做不了鼻拭子培养，为了预防潜在性鼻腔感染，最好应用喹诺酮类抗菌药物。

病例分析1

一名22岁女性患者，曾行硅胶假体隆鼻术，术中进行了鼻中隔软骨切除，并放置了鼻中隔延伸移植物。由于鼻根太低，鼻背放置了3.5 mm 厚的硅胶假体。手术过程顺利，鼻中隔手术时术区出血稍多，但是活化部分凝血活酶时间（APTT）和出血时间（BT）化验结果正常。手术当天，经验性应用了第一代头孢菌素，术后第2天拆除了鼻腔填塞，术后第5天鼻小柱切口拆线。拆线时发现鼻中隔出现血肿，立即进行了引流，鼻腔重新填塞。术后第7天患者主诉全身疲惫和发热，口服退热药。将鼻腔填塞去除后，发现鼻中隔再次肿胀。术后第11天，鼻中隔引流出脓性液体。当天再次手术，将假体和软骨移植物都取出。细菌培养结果为铜绿假单胞菌，改用第三代头孢和氨基糖苷类抗生素进行治疗。脓液逐渐减少，组织炎症减轻。后静脉输入妥布霉素和头孢他啶后炎症才彻底消除。术后3个月内，鼻拭子持续检测出铜绿假单胞菌（图3.1）。

后来患者选择肋软骨进行了修复手术，但鼻尖还需要进一步调整（图3.2）。

图3.1　脓性分泌物细菌培养结果；切口愈合后3个月铜绿假单胞菌阳性（R—耐药，I——般，S—敏感）

替卡西林钠克拉维酸钾	S≤16	庆大霉素	I 8
阿米卡星	S 8	亚胺培南	S≤4
氨曲南	S<8	左氧氟沙星	R>4
头孢他啶	S 4	美罗培南	S≤4
环丙沙星	R>2	妥布霉素	S 2
头孢曲松钠	I 32	氧哌嗪青霉素－他唑巴坦	S≤8
头孢噻肟	I 16		
头孢吡肟	S 4		

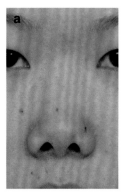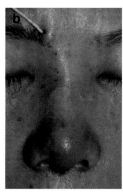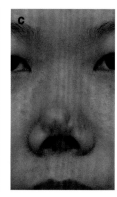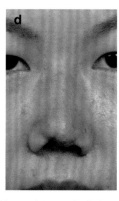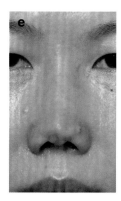

图3.2　a.术前；b.脓液引流后，取出所有的假体和移植物，放置引流管，以便于经常冲洗；c.创面愈合后，鼻子明显变短；d.应用肋软骨进行修复手术后；e.鼻尖修复后

病例分析2

　　一名46岁女性患者，曾接受Lefort Ⅰ型和Ⅲ型骨折手术治疗。手术1年后又接受了肋软骨L形悬臂移植物手术治疗。术后经验性使用了第二代头孢菌素。术后第5天，鼻部出现了红肿。第8天感染进一步加重，局部出现波动感。引流出脓液，随即将肋软骨取出。细菌培养结果为MSSA和耐甲氧西林表皮葡萄球菌（MRSE）。将抗生素换成万古霉素，随后脓液分泌减少，炎症减轻（图3.3，图3.4）。术后1年门诊复查时，鼻拭子还能间断培养出耐甲氧西林金黄色葡萄球菌（MRSA）。

3.1　从这些患者身上学到了什么？

　　笔者在鼻整形术的学习曲线中，最痛苦的阶段就是面对累及鼻中隔的术区感染问题。很少有医生分享这种经历，但每个医生的情况都差不多。尤其是当一个复杂手术的结果很糟糕时，医生会感觉非常痛苦，患者感觉更甚。

- 有些患者即使经过正确的冲洗和消毒也无法预防术区感染。
- 经验性应用抗生素远远不够。
- 复杂性创面应该使用敏感抗生素。
- 手术前需要进行鼻拭子培养。

图 3.3　术后第 8 天脓性分泌物细菌培养结果。MRSA 通过预定鼻拭子培养 1 年以上（R—耐药，I——般，S—敏感）

夫西地酸	R > 16	亚胺培南	R > 8
替考拉宁	S ≤ 4	美罗培南	R > 8
替卡西林钠克拉维酸钾	R > 8	氧氟沙星	R > 4
氨苄西林	R > 8	苯唑西林	**R > 2**
阿莫西林克拉维酸钾	R > 4/2	盘尼西林	R > 8
氯霉素	I 16	利福平	S ≤ 1
克林霉素	R > 2	磺胺甲氧苄啶	S ≤ 2/38
头孢噻吩	R > 16	共杀素	S ≤ 1
环丙沙星	R > 2	四环类抗生素	R > 8
头孢噻肟	R > 32	万古霉素	S ≤ 2
头孢呋辛片	R > 16		
头孢唑啉	R > 16		
红霉素	R > 4		
头孢吡肟	R > 16		
庆大霉素	R > 8		

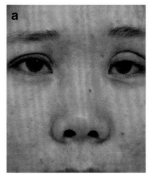
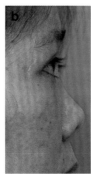

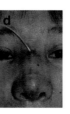
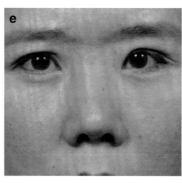
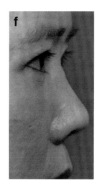

图 3.4　a, b. 术前：鼻根低，鼻子短，左侧上睑下垂；c. 肋软骨制成的悬臂移植物，同时施行了上睑下垂矫正术；d. 脓液引流后，将所有的移植物取出，植入引流管以便于经常冲洗；e, f. 3 年后，患者希望应用硅胶假体进行修复

－ 当出现脓性分泌物时，预示手术失败无法挽回，持续冲洗不会有效果。

3.2　术区感染对亚洲人鼻整形术的影响

对鼻支架的损害

在亚洲人鼻整形术中，鼻中隔延伸移植物的应用越来越多。由于黏膜下鼻中隔软骨切除会损伤鼻中隔支架，因此，术区感染会造成可怕的鼻中隔塌陷问题（图 3.1）。

一旦鼻中隔塌陷，等待二次修复手术期间，鼻子会慢慢挛缩，导致短鼻畸形。软组织的挛缩会使二次修复手术变得非常困难。即使术区感染得到缓解，后期也会一直出现软组织的炎症。

大部分二次鼻修复手术都需要将鼻子延长。使用过 Medpore 假体的鼻中隔，其重建尤其困难。

－ 对于使用了鼻中隔延伸移植物的患者，建议修复手术时在其鼻背使用自体组织移植。

－ 相反，对于鼻背需要放置假体的患者，不建议同时施行鼻中隔手术。

3.3　潜在性鼻腔感染菌群

在所有潜在性细菌病原体中，最麻烦的是

MSSA。在鼻前庭和鼻腔中发现的概率分别为33%和41%。换句话说，由于鼻腔和鼻前庭都可能存在MSSA，所以术后需要考虑生物膜的问题。生物膜本身对抗生素具有抗药性，因此也是持续发生慢性感染的根源[1]。

然而，通过进一步研究发现，很多文献都认为在鼻整形术中应用抗生素没有什么作用。由于术区感染的发生率不到1%，因此并不支持常规应用抗生素[2,3]。更有一篇文献声称，在施行鼻中隔手术的鼻整形术中不需要外用抗生素，也不需要在术前和术后应用抗生素[4]。

在最近的一项荟萃分析中，也得出了相似的结论，并讨论了抗生素在鼻整形手术中的应用。随后，研究者也认为不管用不用抗生素，术区感染的发生率并没有区别。当然，对于修复病例或应用移植物的病例，也有报道说预防性应用抗生素还是有意义的[5]。然而，据笔者了解，应用抗生素无效这种观点直到最近才获得更多人的认可。很多研究者认为大量使用抗生素会导致耐药性，而患者的全身状况也会恶化。然而，笔者认为，需要将鼻缩小整形术与复杂的鼻整形术区分开。很多报道都是基于简单的鼻中隔手术，而这个手术很快就能完成。如果在鼻整形术中不使用移植物和假体的话，情况就完全不一样了。亚洲人鼻整形术被认为和西方人鼻整形术一样或更复杂。

亚洲人鼻整形术中的潜在性鼻腔感染菌群

有研究报道，培养出来的细菌通常为革兰阳性菌，如MSSA和MSSE。其中，MRSA和MRSE菌株会导致严重的术区感染。有时也会培养出纹状体棒状杆菌。培养出的革兰阴性菌包括产气肠杆菌、肺炎克雷伯菌和柠檬酸杆菌[6]（图3.5）。其中，难以处理的是那些对第一代和第二

图3.5　术前鼻拭子培养结果分析。第2组包括72名患者，第3组包括326名患者（资料来源：Moon et al. Preoperative Nasal Swab Culture: Is It Benefcial in Preventing Postoperative Infection in Complicated Septorhinoplasty?, Plastic and Reconstructive Surgery, 2020, Lippincott Williams & Wilkins）

术前微生物学概况

	第2组[n（%）]	第3组[n（%）]	P
患者数	72	326	
阴性数	10（13.9）	50（15.3）	0.756*
阳性数	62（86.1）	276（84.7）	0.756*
革兰阳性菌	42（58.3）	194（59.5）	0.854*
对甲氧西林敏感的金黄色葡萄球菌（MSSA）	29（40.3）	77（23.6）	0.004*
对甲氧西林敏感的表皮葡萄球菌（MSSE）	6（8.3）	48（14.7）	0.152*
耐甲氧西林金黄色葡萄球菌（MRSA）	2（2.8）	13（4.0）	1.000†
耐甲氧西林表皮葡萄球菌（MRSE）	3（4.2）	42（12.9）	0.035*
纹状体棒状杆菌	2（2.8）	14（4.3）	0.747†
革兰阴性菌	20（27.8）	82（25.2）	0.978*
产气肠杆菌	14（19.4）	56（17.2）	0.648*
肺炎克雷伯菌	3（4.2）	8（2.5）	0.427†
柠檬酸杆菌	1（1.4）	8（2.5）	1.000†
其他	2（2.8）	10（3.1）	1.000†

注：*Pearson x^2 检验；†Fisher精确检验。

代头孢菌素有抗药性的菌株。

清洁 – 污染伤口

鼻整形术被认为是一项清洁手术。当鼻部出现迟发性炎症反应，如果有皮肤破损或渗出物，则被认为是污染的伤口。

- 迟发性炎症反应如果伴有严重的蜂窝织炎，手术前应至少应用敏感性抗生素 1 周。建议炎症消退后再进行手术。

复杂的亚洲人鼻整形术

在亚洲人鼻整形术中，很多手术会涉及鼻中隔、软骨移植、截骨、假体使用以及二次修复。其中大部分被认为是复杂的鼻整形术，需要采用适当的处理措施。当前所述并不包括简单的鼻整形术，因为简单的鼻整形术不涉及上外侧软骨和鼻中隔的分离。

术中菌血症

有理由相信患者在鼻整形术中会处于菌血症状态。在所有鼻整形术中，13.5% 的患者会出现菌血症，术后出血多的患者菌血症的发生率更高。鼻腔填塞会加重菌血症[7]。在大多数头颈部手术和上颌骨手术中，从黏膜切开的那刻起，患者就可能出现短暂的菌血症[8]。

鼻腔填塞：术中和术后的处理

术中有时需要临时性鼻腔填塞。笔者通常使用小块的盐水［500 ml 盐水中含有 50 ml 10% 聚维酮碘（倍他定）、1 g 头孢唑林、80 mg 庆大霉素］海绵进行填塞。无论何时，只要器械插入鼻腔，都要用 70% 乙醇消毒器械。在插入和取出鼻镜时也要消毒鼻镜。当切开外鼻后，鼻腔需要反复用小块海绵填塞（图 3.6）。笔者喜欢用上述盐水对术区进行反复冲洗。

- 当进行开放性鼻整形术时，鼻腔需要用盐水海绵填塞。当剥离到鼻中隔时，取出填

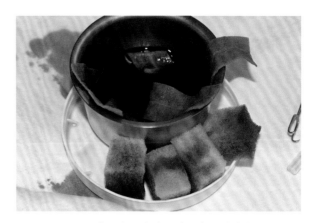

图 3.6　浸泡过冲洗液的小块海绵和鼻腔填塞物

塞的海绵。

- 术中接触到鼻腔的所有手术器械都应该用乙醇纱布消毒。

对于施行了鼻中隔手术的患者，术后应鼻腔填塞 2~3 天。填塞材料为浸满敏感抗生素油膏的海绵。笔者喜欢用 NasoPore® 可吸收性生物鼻敷料，因为不需要固定。术后第 2 天或第 3 天，将填塞敷料取出即可。

3.4　潜在性鼻腔感染菌群的鼻拭子培养[6]

鼻拭子培养很有用。VITEK2（Biomérieux，Marcy-l'Étoile，法国）是一个细菌检测系统，可报告 MRSA 的药物敏感性，其敏感性和特异性分别为 99% 和 96%，通常 6~18 小时就可出报告结果。当然，检测中也可能发生错误，出现假阴性。但其仍然是检测鼻腔内细菌最方便、最快捷的方法。尽管费用昂贵，但为了更好的术后效果，没有理由不这样做。尽管大量的研究认为鼻整形术不需要应用抗生素，但笔者不这样认为，尤其是亚洲人鼻整形术[9]。

鼻拭子培养阴性

在笔者的回顾性研究中，患者于术前 2 周进行鼻拭子细菌培养，其阴性率为 13.9%~15.3%。

这些患者并没有出现术区感染，只经验性使用了抗生素。使用的抗生素为第一代或第二代头孢菌素或阿莫西林克拉维酸钾。

鼻拭子培养阳性

在同样的研究中，鼻拭子培养的阳性率为84.7%~86.1%（图3.5）。MSSA 和 MSSE 的检出率分别为23.6%~40.3% 和 8.3%~14.7%。MRSA 和 MRSE 通常对一般的抗生素不敏感，检出率分别为2.8%~4.0% 和 4.2%~12.9%。同样，产气肠杆菌和肺炎克雷伯菌的检出率分别为17.2%~19.4% 和 2.5%~4.2%。所有的细菌都对第一代和第二代头孢菌素具有耐药性或间断耐药性。

具有耐药性的 MRSA、MRSE 和大肠杆菌在本院的检出率为4%~17%。因此，至少4%的鼻整形患者，经验性应用抗生素没有任何意义，这也意味着应该选用喹诺酮类或更高级别的抗生素。

二次鼻拭子培养阳性

鼻整形术前即刻进行的鼻拭子培养结果如图3.7所示。最多见的是 MRSE，占9.8%；

MRSA 的检出率为1.8%；革兰阴性菌的检出率为8.9%。需要根据这些检出结果来调整抗生素的应用。

微生物学的变化

阳性到阴性的转变

术前2周先在鼻腔内涂抹敏感抗生素软膏，手术前1~2天再进行鼻拭子培养，以观察微生物学变化情况。结果发现，原来细菌培养阳性的患者中，有53.7%的患者未再培养出细菌。没有证据表明术前鼻腔内应用抗生素软膏可预防术区感染。术区冲洗时使用抗生素会增加细菌耐药性的风险。据报道，术中应用抗生素盐水进行冲洗的效果尚不明确[10]。然而对于鼻拭子培养阳性转阴性的患者来说，笔者认为应用抗生素具有明显的临床意义（图3.8）。

阴性到阳性的转变

相反，术前2周细菌培养结果呈阴性的患者中，有4.6%的患者术后即刻培养结果转为阳性。原因可能是术前没有应用抗生素软膏，新的

图3.7 第3组中的326名患者术前即刻检出的微生物概况（资料来源：Moon et al. Preoperative Nasal Swab Culture: Is It Benefcial in Preventing Postoperative Infection in Complicated Septorhinoplasty?, Plastic and Reconstructive Surgery, 2020, Lippincott Williams & Wilkins）

术前即刻检出的微生物概况	
	第3组 [n（%）]
患者数	326
阴性数	210（64.4）
阳性数	116（35.6）
革兰阳性菌	88（27.0）
对甲氧西林敏感的金黄色葡萄球菌（MSSA）	15（4.6）
对甲氧西林敏感的表皮葡萄球菌（MSSE）	23（7.1）
耐甲氧西林金黄色葡萄球菌（MRSA）	6（1.8）
耐甲氧西林表皮葡萄球菌（MRSE）	32（9.8）
纹状体棒状杆菌	12（3.7）
革兰阴性菌	28（8.9）
产气肠杆菌	4（1.2）
肺炎克雷伯菌	5（1.5）
柠檬酸杆菌	0（0.0）
其他	19（5.8）

图 3.8　326 名患者微生物检出情况的变化（资料来源：Moon et al. Preoperative Nasal Swab Culture: Is It Benefcial in Preventing Postoperative Infection in Complicated Septorhinoplasty?, Plastic and Reconstructive Surgery, 2020, Lippincott Williams & Wilkins）

第 3 组患者微生物检出情况的变化

	第 3 组 [n（%）]
患者数	326
阴性→阴性	35（10.7）
阴性→阳性	15（4.6）
阳性→阳性	101（31.0）
阳性→阴性	175（53.7）

潜在性鼻腔感染菌群导致鼻腔感染的暴发，或者术前的培养结果为假阴性。

阳性转阳性

即使使用了抗生素软膏，31% 的患者仍会出现潜在性感染菌群。大部分为同一菌株，少数为不同的菌株。由于大部分抗生素软膏的应用部位为鼻孔，而此处为鼻小柱和鼻翼缘切口的位置，应用抗生素的作用比较明显。抗生素软膏不会影响到鼻前庭的细菌，因此细菌仍有可能留在鼻腔。

3.5　笔者的亚洲人鼻整形术的安全准备方案

鼻拭子培养：2 次

所有患者手术前都要进行 2 次鼻拭子培养。先用沾有盐水的棉签清洁鼻腔，再用培养用的拭子擦拭鼻前庭。应将标本立即置入无菌管中，以便于后期培养。手术前在手术室中应用相同的方法再次进行鼻拭子培养。

 – 进行 2 次鼻拭子培养的原因是潜在性鼻腔感染菌群随着时间会发生改变，或者第一次培养结果有可能出现假阴性。

 – 如果第二次培养的菌株和第一次不一样，就需要将原先使用的抗生素换成该菌株敏感的抗生素。

 – 在笔者的研究中，4.6% 的患者第一次细菌培养呈阴性，第二次细菌培养则呈阳

性。因此，经验性使用抗生素对有些患者来说没有意义。

应用抗生素软膏

细菌培养阴性的患者不使用抗生素软膏。如果细菌培养阳性，术前 5 天开始让患者每天在家里使用抗生素软膏，每天局部涂抹 3 次。使用 2 种抗生素软膏，一种是莫匹罗星，另一种是氧氟沙星。简言之，莫匹罗星软膏用于对莫匹罗星敏感的细菌，氧氟沙星软膏用于对氧氟沙星敏感的细菌（包括 MRSE、MRSA 和大肠杆菌）。

 – 有一种批评的声音说术前应用抗生素软膏会导致细菌耐药。但是，以前的研究发现术中应用抗生素敷料填塞鼻腔会减少潜在性鼻腔感染菌群。

 – 笔者的研究也进一步证实，53.7% 的患者术前细菌培养阳性术后转阴。这是术前应用抗生素软膏的依据[6]。

静脉应用抗生素

对细菌培养阴性和 MSSA 阳性患者经验性使用抗生素一般选择第一代头孢菌素。如果细菌培养阳性，则术前和术后常规使用敏感抗生素。一般情况下，MRSE 和大肠杆菌阳性的患者对环丙沙星敏感。同时，万古霉素是大部分 MRSA 阳性患者的首选预防性抗生素。对于同时耐甲氧西林和环丙沙星的金黄色葡萄球菌及表皮葡萄球菌，可静脉应用替考拉宁或万古霉素。

当第二次术前鼻拭子仍培养出细菌，并且细

菌对以前预防性应用的抗生素耐药时，应改为
静脉输注敏感抗生素。新的抗生素先静脉应用 3

天，然后再口服 4 天（图 3.9）。

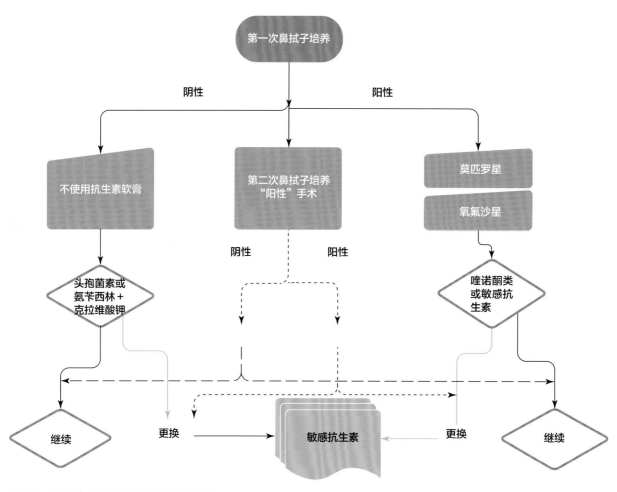

图 3.9　笔者鼻整形术前的安全准备流程

参考文献

1. Glück U, Gebbers JO. The nose as bacterial reservoir: important differences between the vestibule and cavity. Laryngoscope. 2000;110(3 Pt 1):426–8.

2. Nuyen B, Kandathil CK, Laimi K, Rudy SF, Most SP, Saltychev M. Evaluation of antibiotic prophylaxis in rhinoplasty: a systematic review and meta-analysis. JAMA Facial Plast Surg. 2019;21(1):12–7.

3. Georgiou I, Farber N, Mendes D, Winkler E. The role of antibiotics in rhinoplasty and septoplasty: a literature review. Rhinology. 2008;46(4):267–70.

4. Yoder MG, Weimert TA. Antibiotics and topical surgical preparation solution in septal surgery. Otolaryngol Head Neck Surg. 1992;106(3):243–4.

5. Schäer J, Pirsig W. Preventive antibiotic administration in complicated rhinosurgical interventions—a double-blind study. Laryngol Rhinol Otol. 1988;67(4):150–5.

6. Moon K-C, Jung J-E, Dhong E-S, Jeong S-H, Han S-K. Preoperative nasal swab culture: is it beneficial in preventing postoperative infection in complicated septorhinoplasty? Plast Reconstr Surg. 2020;146(1):27e–34e.

7. Okur E, Yildirim I, Aral M, Ciragil P, Kili MA, Gul M. Bacteremia during open septorhinoplasty. Am J Rhinol. 2006;20(1):36–9.

8. Koc S, Uysal IO, Uysal EB, Yenişehirli G, Duygu F. The comparison of bacteremia and amount of bleeding during septoplasty. Eur Arch Otorhinolaryngol. 2012;269(4):1139–42.

9. Kullar R, Frisenda J, Nassif PS. The more the Merrier? Should antibiotics be used for rhinoplasty and septorhinoplasty?—a review. Plast Reconstr Surg Glob Open. 2018 Oct;6(10):e1972.

10. de Jonge SW, Boldingh QJJ, Solomkin JS, Allegranzi B, Egger M, Dellinger EP, et al. Systematic review and meta-analysis of randomized controlled trials evaluating prophylactic intra-operative wound irrigation for the prevention of surgical site infections. Surg Infect. 2017;18(4):508–19.

第4章 Medpore 假体：二次鼻修复手术难题

摘要

- Medpore 假体可以与人体组织高度融合，当取出 Medpore 假体时，会对周围组织造成巨大的损伤。
- 当 Medpore 假体应用于鼻中隔时，与软骨接触的部分可对鼻中隔软骨造成损伤，与黏膜接触的部分可使黏膜变薄、穿孔。
- 当 Medpore 假体穿出或感染时，使用抗生素治疗无效，必须将其取出。
- Medpore 假体中的微孔是细菌滋生的"温床"，可能导致迟发性炎症反应。
- 联合应用鼻背假体和鼻中隔 Medpore 假体在出现迟发性炎症反应时就成了最糟糕的组合方式，因为鼻中隔腔隙会与鼻背假体包膜相贯通。

4.1 物理特性

　　Medpore 假体由医用级别的高密度聚乙烯（多孔且具有一定柔韧性的材料）制成[1]。微孔的直径为 160~368 μm，一半以上的微孔直径大于 150 μm。从 1985 年开始，多孔聚乙烯材料就为我们提供了一种用于美容和修复重建的生物相容性假体。Medpore 假体有微薄型、超薄型和片状厚型。植入人体后血管和纤维组织会长入假体内，从而带来良好的融合性和稳定性，并降低感染发生的风险[2]。亚洲人鼻整形术中使用的主要是薄的 Medpore 假体。薄的 Medpore 假体用于鼻中隔，厚的 Medpore 假体用于鼻背。目前在亚洲人鼻整形术中 Medpore 假体主要用作鼻中隔延伸移植物。

4.2 并发症报告

　　目前，Medpore 假体用于亚洲人鼻整形术仍有很多争议。Medpore 假体用作鼻中隔延伸移植物操作简单，缩短了手术时间；术后鼻子功能不受影响，长期随访没有发现严重的并发症[3-6]。27 名患者中有 2 名患者后期出现假体穿出，穿出率为 7%。尽管所用的 Medpore 假体比较薄，但术后鼻子的横截面积仍要宽于使用鼻中隔软骨的患者。在一项统计分析中，发现硅胶假体的取出率为 6.1%，Medpore 假体的取出率为 3.1%[7]。另一项研究显示，硅胶假体的感染率为 4%，Medpore 假体的感染率为 6%，Medpore 假体的穿出率为 2%。这些报道结果的差异有可能是由 Medpore 假体的用法不同造成的。很遗憾，这些报告只报道了并发症的发生率，而没有报道 Medpore 假体的植入部位，如鼻中隔、膜性鼻中隔、鼻小柱、鼻背等。

研究者对 Medpore 假体只有不好的回忆，因为每个应用 Medpore 假体的病例都出现了一定的问题。因此，有必要在科学的基础上重新思考这种材料的稳定性。

由于材料独特的物理特性，薄的 Medpore 假体也可提供稳定的支撑，组织长入后，这种支撑会更加稳定。然而对这种长期稳定性的反对意见如下。

- 组织长入 Medpore 假体中，在取出时，会对周围组织造成损伤。
- 用于鼻中隔时，会对鼻中隔软骨造成损伤，并造成黏膜撕裂或穿孔。
- 当假体穿出或感染时，抗生素治疗无效，必须取出假体。
- 硅胶假体会在周围形成包膜，容易取出；而 Medpore 假体取出时比较困难，会导致组织损伤。
- Medpore 假体中的微孔可成为细菌滋生的"温床"。
- 由于与周围组织粘连，二次修复手术比较"复杂"。

上述原因意味着 Medpore 假体是亚洲人鼻整形术疑难并发症形成的首要原因。任何一次鼻整形术都不能被认为是患者的最后一次鼻整形术。

由于医生并不能保证其是患者最后一名鼻整形医生，因此需要提前考虑患者的再次手术。所以 Medpore 假体对于鼻整形术来说并不是一个很好的材料。

如图 4.1 所示，很多鼻中隔穿孔由于所处位置特殊而很难修复。鼻中隔穿孔应该是发生在亚洲人身上的特殊并发症。多发性鼻中隔穿孔也是使用 Medpore 假体的一个典型的并发症。如果这些患者伴有支架塌陷，鼻中隔重建就很难完成。

4.3 为什么 Medpore 假体对于鼻修复手术来说是个难题？

Medpore 假体坚硬、有微孔、组织能够长入的特性对于二次修复手术是个障碍。

- 由于周围组织的长入，在取出 Medpore 假体时也会带出部分组织，从而造成机体损伤。
- 当将 Medpore 假体直接用于鼻中隔软骨时，会对鼻中隔软骨和黏膜同时造成损伤。
- 当鼻中隔软骨双侧都使用 Medpore 假体时，损伤会更严重[8]。
- 在很多情况下，鼻中隔的修复重建无法完成。多发性鼻中隔穿孔是最严重的并发症（图 4.2）。

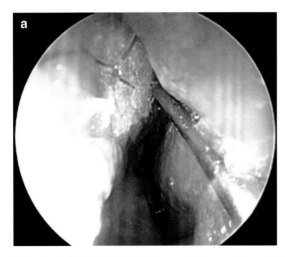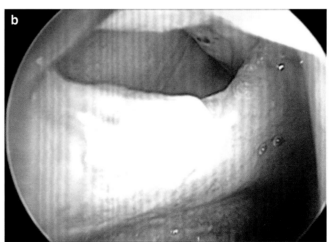

图 4.1　大的高位鼻中隔穿孔。a. 在取出 Medpore 假体和结痂之前；b. 去除 Medpore 假体后

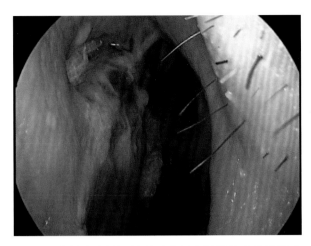

图 4.2　高位鼻中隔和筛骨垂直板交界处的多发性鼻中隔穿孔

- 显微镜下，Medpore 假体被胶原纤维组织覆盖，部分组织穿过微孔连接在一起。部分炎症细胞会渗透到假体周围。
- 微孔会造成迟发性炎症反应。

在笔者的研究中，有 22% 的修复手术患者使用了 Medpore 假体。在这些患者中，28% 的患者出现了假体穿出。换句话说，每 5 名修复手术患者中就有 1 名患者取出的假体为 Medpore 假体。

将患者分为两组。一组有明确的手术史，一组没有明确的手术史。21% 的患者可引流出脓液，或有鼻背肿胀，可触摸到波动感。大部分患者鼻背放有硅胶或膨体假体，鼻中隔放有 Medpore 假体。因此，无法判断出迟发性炎症反应是由 Medpore 假体造成的，还是由鼻背假体造成的。但是，由于大部分脓腔都是与 Medpore 假体相连的，所以很明显迟发性炎症反应是由 Medpore 假体引起的。

- 由于 Medpore 假体与组织紧紧地融合在一起，鼻背的炎症不太会转移到鼻中隔的 Medpore 假体。
- 相反，Medpore 假体引起的迟发性炎症反应有很大可能会扩散到鼻背。这也就是为什么笔者认为迟发性炎症反应是由 Medpore 假体引起的。

迟发性炎症反应的临床表现为间歇性鼻背触痛、肿胀，有时还出现肉芽肿样反应。在严重的病例中，鼻外或鼻内穿刺可引流出脓液。迟发性炎症反应可造成明显的外观改变和功能障碍。无论哪种情况，处理时都要将 Medpore 假体完整取出。

剥离

Medpore 假体放置的位置很难剥离。Medpore 假体与组织融合越紧，剥离就越困难。如果鼻支架在手术后受到损伤，则很可能无法将 Medpore 假体完整取出。附近的软组织保留越多，越有利于后期的修复重建。

黏膜的保留是决定修复手术成功的最关键因素。

4.4　修复手术的术前准备有哪些？

CT 扫描：术前诊断的唯一手段

不可能从多次手术的患者中获得所有的手术记录或清楚地知道每次假体的使用情况。当然了，如果有详细的手术记录会对修复手术有所帮助。然而，大部分情况是很少能够获得详细的信息，因此，CT 扫描是唯一的诊断手段。

在骨骼扫描模式下，除了能看到鼻背的假体外，其他方面没有帮助。将对比度调整至腹部或纵隔扫描模式，通过横断面扫描，就会发现"高密度 Medpore 假体阴影"。根据 CT 的扫描结果，用手指下压鼻背，通过前鼻镜在鼻腔内仔细观察鼻中隔尾侧端。

- 如果用前鼻镜观察不到膜性鼻中隔和鼻中隔尾侧端之间的界线，就应该怀疑存在鼻中隔延伸移植物。
- 用手指下压鼻背，如果手感坚硬或患者感觉疼痛，应怀疑有 Medpore 假体存在。

但是最重要的还是控制 CT 对比度，找到低密度阴影。

在第一个病例中，患者并不知道自己用了Medpore 假体，CT 影像见图 4.3。硅胶假体下可见双层的板条型鼻中隔延伸移植物[9]。由于脓腔未侵犯到鼻中隔的 Medpore 假体，脓液未从鼻中隔流出，所以对鼻结构的损伤较小。但是Medpore 假体确实紧邻脓腔，所以还是需要将Medpore 假体完整取出。患者由于疼痛而进行了修复手术，术中发现鼻中隔前角损伤严重（图4.4）。CT 扫描发现了大范围的 Medpore 假体高密度阴影。

应用自体软骨加强鼻中隔

重建鼻中隔所用的软骨量要比实际看到的大得多。由于损伤的鼻缝点会削弱软骨的固定力量，术后很可能出现鞍鼻畸形。同时，需要花很大力气来恢复鼻背曲线的平滑性。由于鼻中隔比较脆弱，缺乏支撑力量，所以困难会很多，尤其是鼻中隔后角常常需要坚强的支撑。两侧的鼻黏膜损伤程度也会决定手术的效果。

4.5 Medpore 假体的应用方法

应用于鼻中隔

应用于鼻中隔背侧端

这种应用方法与 Dr. Byrd 的鼻中隔延伸型撑

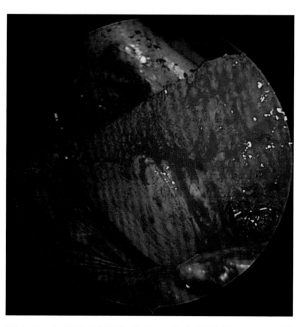

图 4.4　在鼻中隔前角发现一条大而长的 Medpore 假体，在 Medpore 假体取出前，鼻中隔的前尾侧端就已经遭到破坏

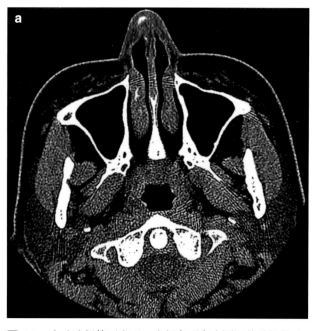

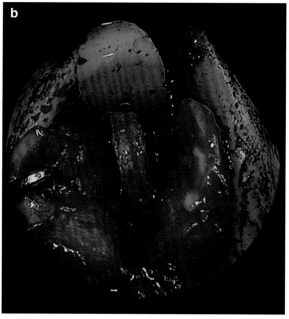

图 4.3　在硅胶假体下发现一个板条型鼻中隔延伸移植物（Medpore 假体）。a. CT 横断面扫描；b. 术中所见

开移植物的应用方法一样。这种方法可能会导致严重的鼻中隔穿孔，就像图 4.1 的患者那样。部分原因是涉及了鼻缝点，使得重建手术变得困难。10 年前，这种技术在增加鼻尖突出度时应用较多。高位鼻中隔损伤是所有并发症中最难修复的。

病例 1：鼻中隔偏斜伴有疼痛和鼻尖坚硬

24 岁女性患者，2 年前曾行鼻整形术。病历记录显示患者接受了鼻中隔软骨切除术，术中使用了耳软骨，并进行了截骨矫正术。1 年后，由于患者对外形不满意，又植入了 2 mm 厚的硅胶假体。

患者主诉鼻子痛、手感硬、植入的假体歪斜。

最大的问题是鼻塞，NOSE 评分为 14/20 分。没有记录显示应用了 Medpore 假体。但修复手术中发现有延伸型撑开移植物（Medpore 假体）（图 4.5）。

所有的异体材料都用自体移植物进行了更换，鼻背和鼻尖的高度没有太大的变化。术后鼻子疼痛感消失，这是最大的改变（图 4.6，图 4.7）。

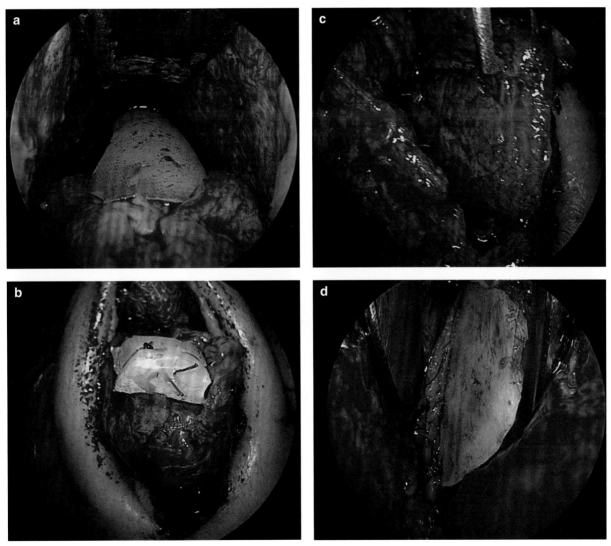

图 4.5　鼻背硅胶假体，伴鼻中隔 Medpore 假体。a. 鼻背硅胶假体；b. 鼻尖硅胶假体；c. 右侧鼻中隔尾侧端板条型 Medpore 假体；d. 去除 Medpore 假体后，鼻中隔尾侧端变弱并断裂

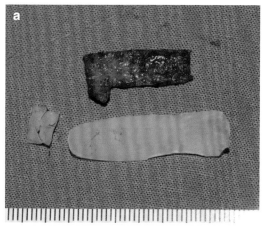
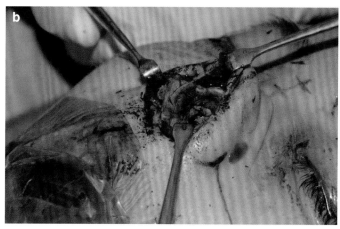

图 4.6 更换鼻假体。a. 去除假体：鼻背硅胶假体、鼻尖硅胶假体、鼻中隔 Medpore 假体；b. 应用 2 块耳软骨重建 L 形支架

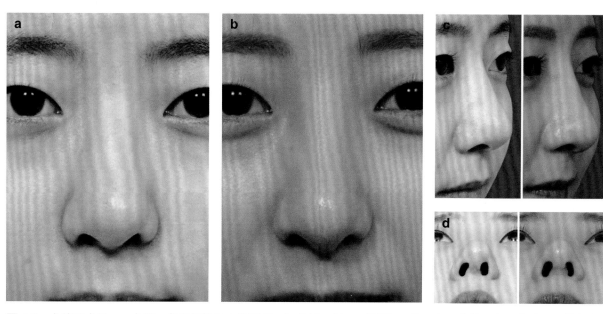

图 4.7 术前和术后。a. 术前：鼻背假体向左侧歪斜；b. 术后 1 年；c. 侧面 45°观：左—术前，右—术后；d. 鼻底观：左—术前，右—术后

应用于鼻中隔尾侧端

主要应用的是 Dr. Byrd 的板条型移植物，Medpore 假体被固定在鼻中隔软骨的尾侧端，延伸到膜性鼻中隔，从而抬高鼻尖。这样会造成鼻中隔尾侧端的损伤，一旦取出 Medpore 假体，鼻尖由于缺乏支撑，高度会明显降低（图 4.8）。

应用于鼻中隔前角

应用于鼻中隔前角造成的并发症最严重。

将 Medpore 假体沿着 L 形支架固定到整个鼻中隔前角。大部分患者都会主诉疼痛。患者的鼻子可左右移动，但头尾侧移动受限。因此，即使轻微的鼻尖移动都会造成疼痛和不适。尤其在患者发"O"音时，会感觉到更不舒服。鼻尖硬。如果出现迟发性炎症反应，恢复鼻子的长度就变得困难。

病例 2：迟发性炎症反应

31 岁男性患者，14 年前鼻骨骨折，曾做过

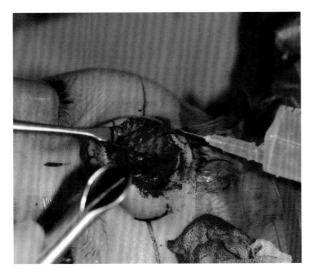

图 4.8　鼻中隔尾侧端板条型移植物（Medpore 假体）

4 次手术。鼻骨骨折后曾做过一次鼻整形术，但具体的情况不记得了。2 年后，应用硅胶假体进行了隆鼻。1 年后又进行了鼻尖整形，并更换了假体。这些手术中是否应用过 Medpore 假体，患者并不清楚。在来本院就诊前，患者的鼻部反复发生肿胀，服用抗生素后消退。触摸瘢痕较硬，鼻小柱处可触摸到坚硬的异物。鼻尖皮肤变

薄，看起来很快就要被顶破（图 4.9）。术区有一些硅胶片。鼻中隔背侧和鼻中隔尾侧端有双层的 Medpore 假体。需要去除周围的瘢痕包膜（图 4.10）。同时，采用双层耳软骨重建鼻中隔 L 形支架。将乳突浅筋膜移植到鼻背以改善外形（图 4.11）。

病例 3：鞍鼻伴有疼痛

21 岁女性患者，因鼻整形术后持续不舒服来本院就诊。最近她在说话或大笑时感觉到鼻子下拉，且局部疼痛。检查发现患者存在鞍鼻畸形和鼻尖下垂。手术中，在 L 形支架的鼻中隔前角发现了 4 片 Medpore 假体。应用 2 片耳甲软骨对 L 形支架进行了加强（图 4.12，图 4.13）。

应用于鼻小柱

Medpore 假体在鼻小柱的用量较少。如果将其固定在下外侧软骨之间，穿出率相对较低。即使 Medpore 假体的用量很少，也不代表不会出现问题。

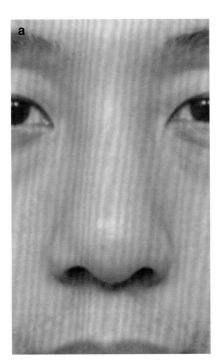
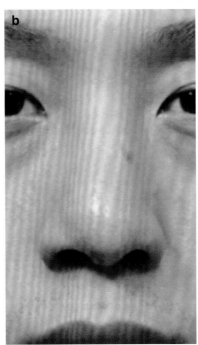
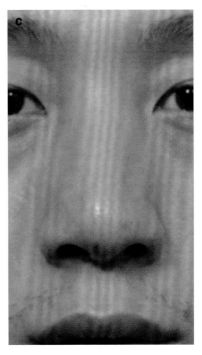

图 4.9　Medpore 假体导致鼻子反复肿胀，皮肤被顶穿。a. 就诊时鼻子肿胀；b. 经鼻小柱引流、应用抗生素后，肿胀消退，2 个月后进行了修复手术；c. 术后

图 4.10 去除的材料：Medpore 假体、位于鼻背的 2 条硅胶片、陈旧的不健康包膜

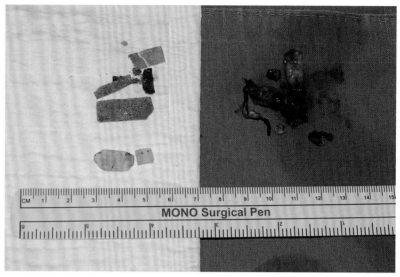

图 4.11 术前和术后 1 年。a, b. 术前；c, d. 术后

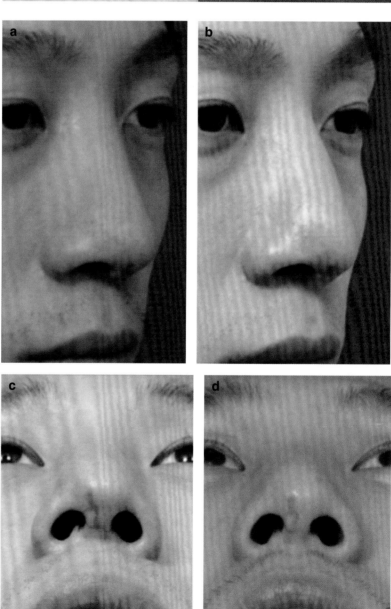

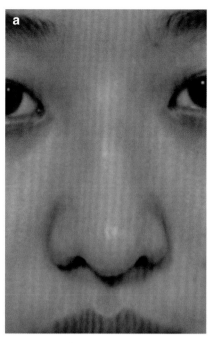
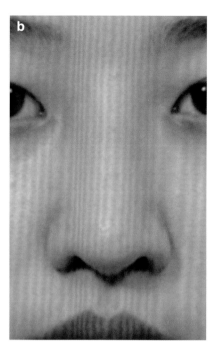
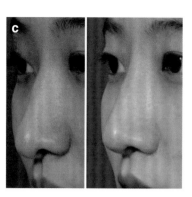
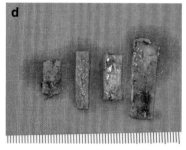

图 4.12　鞍鼻畸形伴鼻尖下垂：于鼻中隔前角放置 Medpore 假体行鼻中隔延伸。a. 术前正面观；b. 术后 1 年；c. 侧位 45°观，左—术前，右—术后；d. 4 片 Medpore 假体

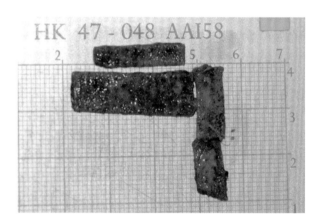

图 4.13　4 片 Medpore 假体：2 片用于鼻中隔背侧，2 片用于鼻中隔尾侧

鼻子痛

应用 Medpore 假体后患者的一个典型症状就是鼻子疼痛，这种疼痛可能与 Medpore 假体的物理特性有关。Medpore 假体比自体组织更硬，因此会对周围组织造成持续的压迫。能与周围组织融合在一起的好处就是在缝线吸收后，仍能维持良好的稳定性。正常情况下，卷轴区和铰链区会有持续的活动，而放置 Medpore 假体的中央部分就不像外侧部分那样活动多。软骨膜、Pitanguy 韧带和黏膜将上外侧软骨和下外侧软骨连接到鼻中隔上，可有轻微的活动，而在中央应用 Medpore 假体后使得这种活动变得不可能。疼痛的程度与鼻尖和鼻背的坚硬程度成正比。有时呼吸也会出现疼痛。呼吸时的疼痛与鼻子发干和鼻塞有关。

4.6　塌陷鼻中隔重建的手术技巧

有两种方法可重建鼻子的长度：鼻中隔 L 形支架重建和悬臂移植物手术。重建时必须使用自体软骨。由于固定 Medpore 假体的方式有多种，因此重建的方法也有多种。然而当应用薄的 Medpore 假体时，对组织的破坏相对较大。

鼻中隔重建

重建可使用耳软骨和肋软骨。在笔者的经验中，由于大部分患者鼻子坚硬，他们想让鼻子变得柔软。因此，首选的是耳软骨，肋软骨是最后

的选择。很多情况下，一侧耳软骨已经被用掉
了，所以需要采集剩下所有能用的耳软骨。当需
要用长的软骨时，切取耳甲艇软骨；当需要用相
对短的软骨时，切取耳甲腔软骨。另外，耳屏软
骨也可以切取。

应用 2 块耳软骨行鼻中隔 L 形支架重建 [10]

　　首选 2 块耳软骨（耳甲艇软骨和耳甲腔软
骨）重建鼻中隔 L 形支架。如果患者的耳朵小，
或者没有耳甲腔软骨，可切取双侧的耳甲艇软
骨。如果患者没有耳甲艇软骨，则使用肋软骨。
将切取的耳软骨凹面对凹面折叠在一起，应用
5/0 或 6/0 的聚丙烯线水平褥式缝合 2 针。将凹
面折叠的耳软骨固定到鼻前棘（鼻中隔延伸移植
物）。用 4/0 PDS 线将折叠的耳软骨固定到鼻前
棘骨膜和周围组织上，不用打孔。将其他的耳软
骨也像这样折叠，固定到背侧鼻中隔（鼻中隔撑
开移植物）。用 4/0 微乔线或 5/0 PDS 线将移植
物缝合固定到剩余的鼻中隔前端。当关键区域严
重受损时，可通过打孔将软骨固定到鼻骨上。然
后将两个折叠的耳软骨缝合到一起，形成新的鼻
中隔软骨前角，并用 4/0 PDS 线将其缝合到下外
侧软骨内侧脚。小的软骨碎片，可用在两个折叠
的耳软骨之间，以进一步加强重建的支架。鼻中
隔 L 形支架重建后，再施行鼻尖整形和鼻背自
体组织移植（图 4.14）。

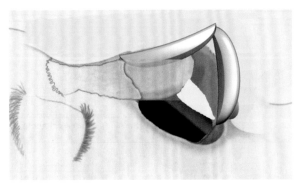

图 4.14　应用 2 块耳软骨制成鼻中隔 L 形延伸移植物

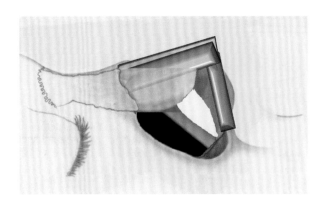

图 4.15　用肋软骨制作鼻中隔 L 形延伸移植物

应用条形肋软骨行鼻中隔 L 形支架重建

　　重建鼻中隔 L 形支架时，常将第 7 肋软骨
切成条形使用。纵向雕刻切下的肋软骨，厚度为
1~2 mm。将雕刻后的肋软骨放到盐水中，至少
浸泡 1 小时，以观察软骨的弯曲情况。将 2 条肋
软骨固定到鼻中隔软骨的凹面。用另外 2 条肋软
骨形成鼻中隔尾侧端，并固定到前鼻中隔上。切
取腹直肌筋膜，包裹住切碎的肋软骨，再将其移
植到鼻背，以增加鼻背高度和平滑度（图 4.15）。

悬臂移植物手术

　　如果不能进行鼻中隔重建，则只能进行外鼻
修复。这种不剥离鼻中隔的方法很难彻底松解挛
缩的组织。考虑到大部分 Medpore 假体都用在
鼻中隔上，因此这项技术不是一个根本的解决办
法。笔者不会使用这种方法，因为去除 Medpore
假体时必须要剥离鼻中隔。

参考文献

1.　Frodel JL, Lee S. The use of high-density polyethylene implants in facial deformities. Arch Otolaryngol Head Neck Surg. 1998;124(11):1219–23.

2.　Sclafani AP, Thomas JR, Cox AJ, Cooper MH. Clinical and histologic response of subcutaneous expanded polytetrafluoroethylene (Gore-Tex) and porous high-density polyethylene (Medpor) implants to acute and early infection. Arch Otolaryngol Head Neck Surg. 1997;123(3):328–36.

3.　Kim YH, Kim BJ, Jang TY. Use of porous high-density polyethylene (Medpor) for spreader or extended septal graft in rhinoplasty: aesthetics, functional outcomes, and long-term complications. Ann Plast Surg. 2011;67(5):464–8.

4. Skouras A, Skouras G, Karypidis D, Asimakopoulou F-A. The use of Medpor. alloplastic material in rhinoplasty: experience and outcomes. J Plast Reconstr Aesthet Surg. 2012;65(1):35–42.

5. Sykes JM, Patel KG. Use of Medpor implants in rhinoplasty surgery. Oper Tech Otolaryngol Head Neck Surg. 2008;19(4):273–7.

6. Niechajev I. Facial reconstruction using porous high-density polyethylene (Medpor): long-term results. Aesthet Plast Surg. 2012;36(4):917–27.

7. Peled ZM, Warren AG, Johnston P, Yaremchuk MJ. The use of alloplastic materials in rhinoplasty surgery: a meta-analysis. Plast Reconstr Surg. 2008;121(3):85e–92e.

8. Kim JH, Hwang K. Causes of the removal of high-density polyethylene sheets (Medpor) in revision rhinoplasty. J Craniofac Surg. 2018;29(7):1730–2.

9. Byrd HS, Andochick S, Copit S, Walton KG. Septal extension grafts: a method of controlling tip projection shape. Plast Reconstr Surg. 1997;100(4):999–1010.

10. Moon K-C, Jung J-E, Dhong E-S, Jeong S-H, Han S-K. Septorhinoplasty for destructed septal L-strut in patients with previously applied porous high-density polyethylene implants (Medpor). Aesthet Plast Surg. 2019;43(5):1286–94.

第 5 章　亚洲人鼻整形术后的鼻塞

摘要

- 如果患者的鼻塞症状突然加重，或者体格检查时发现脓性分泌物，则意味着慢性鼻窦炎急性加重，手术至少推迟 4 周。
- 鼻塞的症状有时与鼻内镜和 CT 检查结果并不一致。
- 最重要的预防措施是术前详细了解患者的鼻塞病史。
- 施行过鼻中隔软骨切除术的患者鼻支架力量会减弱，这时，致密的皮肤软组织罩施加给假体下半部分的力量会加重鼻中隔的歪斜。
- 鼻整形术后发生鼻塞的非典型原因主要与鼻背增高后鼻尖突出度增加有关。
- 发生堵塞最明显的部位在内鼻阀的最小横截面处。
- "过度鼻尖延伸固定（缝合）"会使内鼻阀向下移位。
- 如果鼻支架力量弱，鼻背假体或厚的真皮移植物会破坏内鼻阀的正常角度。
- 鼻尖过度突出会在内鼻孔与内鼻阀最小横截面积之间形成阶梯状畸形。
- 为了改善内鼻阀功能，上外侧软骨尾侧端的突出度应与鼻尖的突出度相对应。

5.1　诊断

病史和检查

对于鼻塞的患者，最重要的是了解患者的发病史。鼻塞的症状并不像看起来的那么简单。过去，一般认为鼻塞的位置在鼻子的前半部分，可用鼻内镜看到。然而，患者的主观症状并不一定与体格检查的结果相一致。换句话说，患者的症状并不像鼻内镜或 CT 检查看到的那样。而且患者的主观症状对诊断更关键，客观检查结果并不能准确代表患者的主观症状 [1,2]。

然而，用于手术的或对手术结果进行对比的适当客观检查有利于保护医生的医疗行为。

100% 依赖患者的主观症状是因为客观检查结果较差。

将鼻腔气流完全与鼻腔横截面积进行比较在生理学上并非 100% 正确，而过多的担心往往会影响医生的决定。根据患者的症状，就可以确定适当的辅助手术方法。由于鼻子吸气时的高峰气流与客观症状并不相关，所以很难完成准确的气流测量 [3]。同样，鼻声反射测量也有局限性。据报道，鼻腔测压与临床症状之间的联系也有限 [4]。

患者的主观症状有多种测量方法，笔者主要使用的是 NOSE 量表（鼻塞症状评估量表

©2002 AAO-HNS 基金会），这也是临床随访的基础[5]（图 5.1）。

NOSE 量表是一种观察患者术前和术后情况的最简单、最有效的工具。记住，这张简单的表格是在患者主诉术后出现鼻塞时保护医生的重要材料。

鼻周期

通常情况下，每个人都有自己的鼻周期。这是一种自主周期，受患者姿势、表情的影响，在休息和运动、白天和黑夜之间也表现出一种复杂而微妙的关系，每个人都存在左鼻孔主导和右鼻孔主导的问题[6]。检查时必须近距离倾听患者的鼻周期。使鼻甲收缩，近距离观察患者的鼻塞情况。建议患者在鼻塞症状最严重时就诊，有时即使没有症状也可以找医生检查。需要准确记录患者所用的抗组胺药和鼻喷剂。

最后，需要记住，鼻塞尽管可用药物缓解，但仍是鼻整形术的禁忌证，因为医生所能做的只限于鼻子的外形部分。

鼻炎和鼻窦炎

大气环境越恶劣，患者的鼻功能越差。第一次就诊时，需要将患者的鼻毛剃除，然后从外鼻孔到深部的鼻甲，认真观察鼻内结构。

根据患者的病史，鼻炎和鼻窦炎需要分开治疗。根据鼻炎的类型，手术可能需要推迟。如果鼻黏膜发白，而且有分泌物，说明存在典型的过敏性鼻炎，需要先治疗。症状缓解后，再考虑手术解决结构性的问题。

同样，急性鼻窦炎和慢性鼻窦炎也需要区别诊断。CT 对鼻窦炎的诊断有帮助，有可能发现鼻窦占位性病变或息肉。当然，也必须观察是否存在鼻中隔偏斜引起的鼻塞。

临床上很难区分细菌性鼻窦炎和病毒性鼻窦炎。如果患者鼻窦炎的症状持续超过 7 天，并伴有上颌疼痛或面部牙齿的触痛以及鼻腔有脓性分泌物，则可以诊断为急性细菌性鼻窦炎。如果患者的体温不超过 38.3 ℃，疼痛较轻，则可口服阿莫西林或甲氧苄啶 / 磺胺甲噁唑。

当然，如果这些症状持续 8 周以上，最好

鼻塞和鼻中隔手术效果量表

医生：_____　患者：_____　日期：____/____/____

→ 致患者：　　请完成下述调查，以便协助我们更好地了解鼻塞给您的生活造成的影响，谢谢！

过去 1 个月，下述情况给您带来多大的麻烦？

请圈出最正确的答案

	没问题	非常轻	中度	非常糟糕	严重问题
1. 鼻塞或不通气	0	1	2	3	4
2. 鼻子完全堵塞	0	1	2	3	4
3. 用鼻子呼吸困难	0	1	2	3	4
4. 睡觉困难	0	1	2	3	4
5. 在训练或用力时，无法通过鼻子获得足够的空气	0	1	2	3	4

图 5.1　鼻塞症状评估量表 ©2002 AAO-HNS 基金会

推迟手术，在充分抗生素治疗 3 周后才可以考虑手术。对于慢性鼻窦炎，建议进行冲洗和局部治疗，同时优先由耳鼻喉科医生进行正规治疗。如果有手术计划，可选择一种抗生素进行治疗，如阿莫西林克拉维酸钾、克林霉素、磺胺甲噁唑 /甲氧苄啶、左氧氟沙星或环丙沙星。如果治疗后症状没有改善，应换用其他抗生素[7]。关于抗生素的用法有很多观点和分歧，但是患者需要在鼻窦炎症状消失后才能施行手术。问题是如果症状突然加重或体格检查时发现脓性分泌物，则意味着慢性鼻窦炎急性加重，应该积极治疗。对于这些患者，可通过细菌培养和药敏试验，然后使用合适的抗生素进行治疗[8]。

CT 检查

如果存在鼻塞，最重要的事情是了解患者的病史。然而医生除了进行鼻腔内检查，没有其他更好的办法。再次提醒，鼻塞并不是 100%像检查看起来的那样。CT 检查可看到鼻中隔的形状及其与下鼻甲的关系。另外，还需要观察内鼻阀的形状，以判断重建内鼻阀的可能性。有一项报告发现，亚洲人的内鼻阀比西方人的宽。亚洲人的内鼻阀角度为（21.6°±4.5°），明显大于西方人的角度。CT 测量内鼻阀角度的准确性要比鼻内镜更好。西方人的内鼻阀角度为（11.4°±2.6°）（P<0.001）[9]。这项研究对于观察内鼻阀的形状和确定撑开移植物的使用有一定的帮助。尤其是在二次鼻修复手术术前准备时，对于观察假体的位置和形状，以及假体与内鼻阀之间的关系很有帮助。

下鼻甲

对于下鼻甲，需要确认其是否真正堵塞鼻腔，或者黏膜固有层静脉是否粗大，以便确定手术方法。如果黏膜固有层比下鼻甲骨肥厚，则只进行低温消融治疗即可（图 5.2）。

大疱鼻甲

偶尔也会遇到鼻甲异常气化。下鼻甲治疗相对简单，而中鼻甲需要对症治疗。如果鼻中隔手术后鼻甲的凹面出现气化，导致鼻塞，此时笔者通常采用简单的鼻甲青枝骨折进行矫正。内侧板和外侧板都很容易骨折，但是对于中鼻甲气化，可采用鼻甲板切除术、部分鼻甲切除术或鼻甲固定术进行矫正。由于中鼻甲和鼻中隔接触到一起会引起鼻源性头痛，因此诊断要准确，并观察是否伴有鼻窦炎（图 5.3）。

鼻声反射测量

在所有的客观性测量方法中，笔者更倾向采用鼻声反射测量方法。这是一种应用声反射观察鼻腔横截面积的方法，对于术前诊断很有价值，尽管也有很多批评的声音[10]。

鼻声反射测量只可用来辅助诊断，而不能完全依赖它。该方法可用来比较左右两侧鼻腔的最小横截面积，或者进行术前、术后的对比。但以此来判断是否需要做手术是不合理的。因机器类

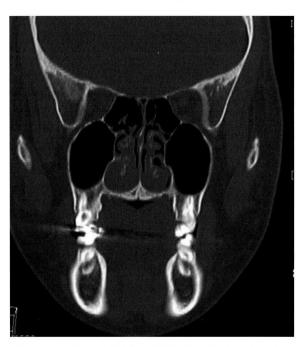

图 5.2　双侧下鼻甲肥大：黏膜固有层肥大。患者主诉鼻塞严重，后鼻孔不通畅

型不一样，插入外鼻时图像可能不同，但都可以测量下鼻甲部位的内鼻阀到其后方 7 cm 范围内的横截面积（图 5.4）[11]。

即使对于假体隆鼻术，也建议在术前、术后应用鼻声反射测量进行检查[12]。

在鼻缩小整形术中，应用鼻声反射测量可发现术前、术后发生的一些变化。但很少有关于亚洲人鼻整形术应用鼻声反射测量的研究。

病例分析：一个 CT 检查结果与鼻声反射测量不相符的案例

患者主诉左侧鼻塞严重，而 CT 检查却发现右侧鼻腔存在粘连。鼻声反射测量发现左侧鼻腔最小横截面积位置更靠前（图 5.5）。由于左侧峰值的坡度更陡峭，因此判断存在更多的涡流。有时临床检查与患者的感觉并不一样。

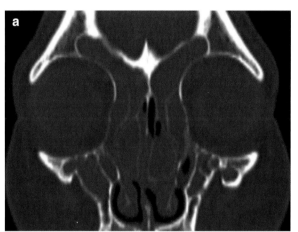 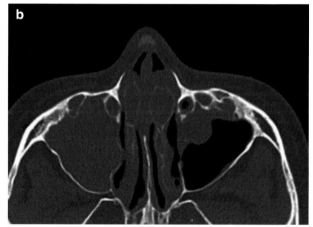

图 5.3　双侧中鼻甲出现严重的大疱鼻甲。a. 伴有额窦炎；b. 大疱中鼻甲伴随右侧上颌窦炎和上颌窦息肉

图 5.4　鼻声反射测量：从外鼻孔到鼻腔最小横截面积处（通常，此处为最窄的内鼻阀位置）。左侧图和右侧图的含义在不同的报道中可能不同，但通常代表了宽度和深度、左侧鼻孔和右侧鼻孔、消肿前和消肿后

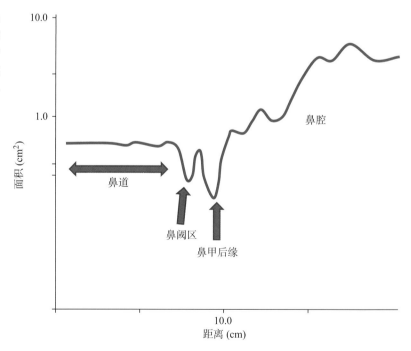

手术后导致鼻塞的原因

鼻腔内粘连

当鼻腔填塞过紧形成小创面时，愈合后就有可能出现鼻腔内粘连。这就是为什么纱布不适合用于鼻腔填塞。如果需要填塞的话，可使用表面光滑的或最近兴起的可吸收性鼻腔填塞材料，以防止不必要的鼻腔内粘连[13]。笔者通常用Nasopore（Stryke 公司，Kalamazoo，MI），这种材料出血少，术后可被吸出，引起黏膜损伤的可能性相对较小。术前如果发现鼻腔内粘连严重的话，可用锐性剥离子轻松剥开。剥离时，需要注意不要造成鼻中隔黏膜穿孔（图 5.6）。

术前忽略了鼻中隔偏曲

术前存在鼻中隔偏曲的患者在鼻背放置假体后会加重偏曲。这种现象是由重力或皮肤软组织的压力造成的。因此，如果医生想要避免术后患者出现鼻塞，术前必须要注意鼻中隔偏曲的情况。如果需要采集鼻中隔软骨，鼻中隔尾侧端的力量会不可避免地被削弱，因此更容易出现变形。

鼻中隔尾侧端的偏斜加重

鼻中隔软骨切取后，L 形支架的力量会减弱。这种情况下，在紧致的皮肤下植入假体会加重鼻中隔的偏曲。这是亚洲人假体隆鼻术后发生

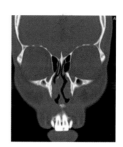

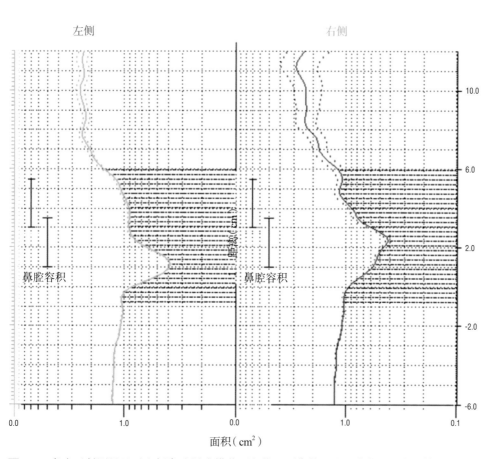

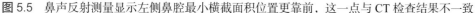

图 5.5　鼻声反射测量显示左侧鼻腔最小横截面积位置更靠前，这一点与 CT 检查结果不一致

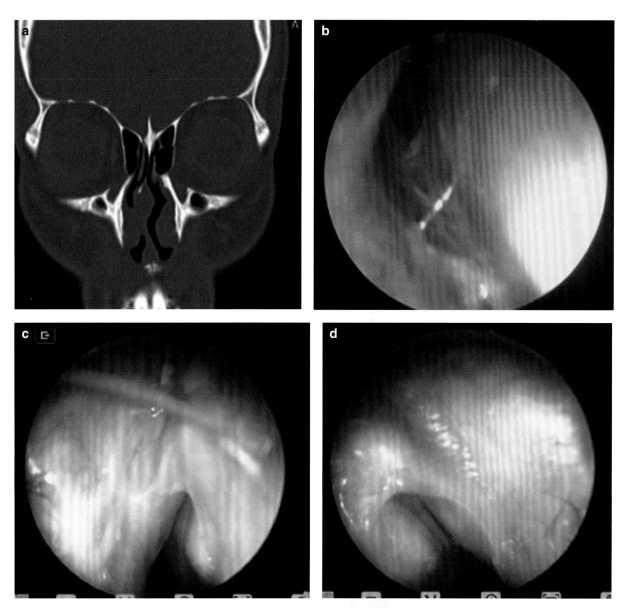

图 5.6　鼻腔内粘连。a.CT 检查发现右侧下鼻甲与鼻中隔粘连；b. 鼻内镜发现两者错位愈合，粘连在一起；c. 右侧内鼻阀的角度太锐，且存在粘连；d. 左侧内鼻阀处也发现粘连

鼻塞的常见原因。这种情况是导致鼻腔功能障碍、内鼻阀狭窄的主要原因。

病例研究

　　一名 30 岁男性患者，5 年前在其他医院施行了截骨术，鼻背放置了膨体假体。患者术前鼻塞不严重，但术后左侧鼻腔严重堵塞，并出现头痛。鼻内镜检查发现鼻中隔向左侧突出，即使鼻充血减轻后，鼻中隔仍向左侧突出。用鼻内镜轻推鼻中隔软骨尾侧端，可见其有活动度。由于膜

性鼻中隔仍存在，因此判断患者没用过鼻中隔延伸移植物。

　　术中在双侧下外侧软骨之间找到鼻中隔软骨的尾侧端，对其施加力量后，可发现左侧突出更加明显。因此，将鼻中隔尾侧端固定到中线处的鼻前棘上。采用榫卯方式，将折叠的耳甲艇软骨固定到鼻中隔软骨尾侧端，使尾侧端变直。

　　手术后，鼻塞得到解决，患者头痛症状改善。图 5.7 为术后 2 年鼻内镜检查结果，患者的 NOSE 量表评分从 15/20 下降到 5/20。

鼻支架软弱导致假体不稳

截骨后在鼻背放置假体会给下方的鼻支架施加额外的压力，同时也会压迫内鼻阀。

鼻背放置假体需要软骨支架的支撑，如果鼻中隔前角较弱，假体会很容易偏向一侧（图5.8，图5.9）。当假体压迫内鼻阀时，受压迫一侧或对侧就会变窄，因此需要观察相应的临床症状。

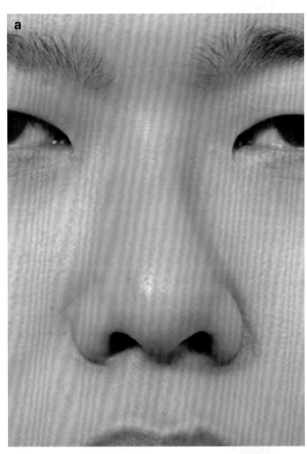
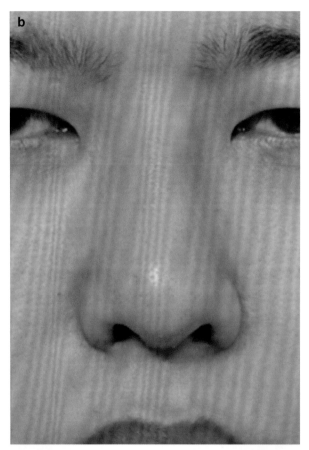
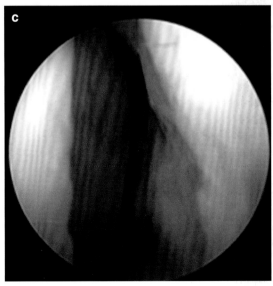
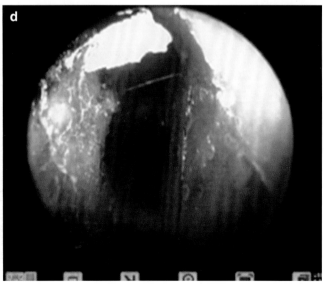

图 5.7 术前和术后的改变。a. 术前正位观；b. 术后正位观；c. 术前左侧鼻腔；d. 术后左侧鼻腔

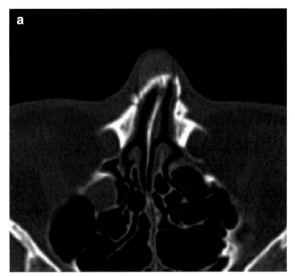
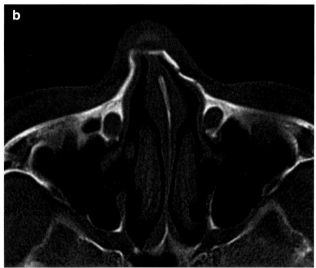

图 5.8 假体偏向不稳定的一侧。a. 右侧鼻侧壁塌陷；b. 左侧鼻侧壁塌陷

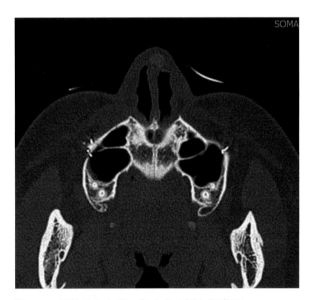

图 5.9 假体偏向左侧，但患者主诉右侧鼻塞

内鼻阀的问题

亚洲人的内鼻阀在鼻尖过度抬高或鼻背垫高手术后，会出现夹捏畸形或阶梯状畸形。很多患者术前并不知道自己有鼻塞，但手术后症状会加重。患者往往对通气不畅变得比较敏感。

很难证明气道堵塞与鼻整形术之间的关系，因为目前仍旧缺乏大样本的病例研究。

不是所有的手术都会改善症状，因此需要经过多次面诊和长期观察后，才能确定治疗方案。根据不同的原因，采用不同的手术方法。

5.2 "鼻尖延伸固定（缝合）"将内鼻阀向下推

将外侧脚牢固固定以使鼻尖明显前突可能带来不良后果，也就是会将内鼻阀向下推移（图5.10）。

需要记住的是，单纯鼻尖抬高手术也是造成鼻功能障碍的一个因素。大部分亚洲人鼻整形术只专注于鼻尖抬高，而鼻背则被认为只简单地放个假体就能解决。有些医生为了使鼻尖突出，将下外侧软骨外侧脚过度内侧脚化，而不考虑保持两侧外侧脚长轴之间的角度。

治疗时，应重新调整鼻尖，植入外侧脚跨越移植物，将外侧脚的长轴调低，从而增加鼻中隔的高度。这一点将在第8章进行讨论。

如果前背侧鼻中隔不再对下外侧软骨进行支撑的话，那么所有的力量都将施加到卷轴区。这时会出现内鼻阀的塌陷。如果再放置鼻背假体，形成的凹陷就会更加严重。

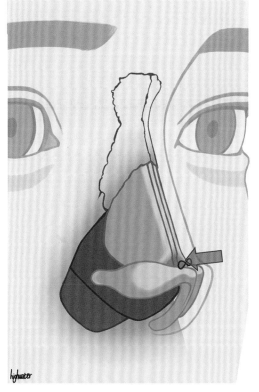

图 5.10　鼻尖延伸固定会将内鼻阀向下推移，导致阶梯状畸形

病例分析："鼻尖延伸固定（缝合）"形成的夸张鼻尖

一名 28 岁女性患者，主诉球形鼻尖、鼻翼扩张、鼻尖低平。2 个月前在其他医院施行了鼻整形术。术中切取了鼻中隔软骨，采集了右侧耳甲腔软骨，放置了 3 mm 厚的硅胶假体。为了进一步改善外形，还施行了鼻尖延伸缝合、鼻翼缩小术。术后患者主诉出现严重鼻塞，每次呼吸时都感到疼痛。而且，每次呼吸时她还会感到右侧鼻孔发紧。根据手术记录，术中患者施行了鼻尖延伸缝合和放置耳软骨旋转移植物，以抬高鼻尖。术后即刻，鼻尖位置轻度下移。然而，患者主诉鼻塞变得更严重。她带来了术前、术后的 CT 检查结果，发现术后鼻腔狭窄了很多，内鼻阀角度变得更小。然而最大的变化是外鼻孔到内鼻阀处突然降低，呈现阶梯状畸形（图 5.11）。最小横截面积的变化也与此有关。尽管术中鼻背放置了 3 mm 厚的假体，但内鼻阀变窄的原因据

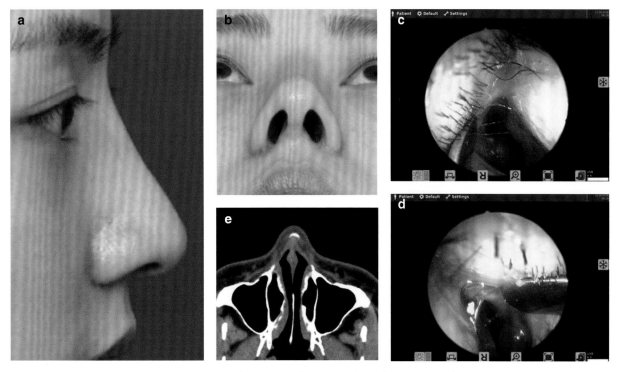

图 5.11　鼻整形术后患者出现了严重鼻塞：鼻尖延伸缝合并放置耳软骨旋转移植、鼻背放置 3 mm 厚的硅胶假体、切取鼻中隔软骨。a. 术后侧位观；b. 术后鼻底位观；c. 用剥离子撑开右侧内鼻阀进行观察；d. 撑开左侧内鼻阀进行观察；e. 鼻腔宽大，没有发现任何鼻甲问题

推测可能与鼻尖过度延伸固定有关。

鼻内镜：可看到内鼻阀处呈典型的锐角，但最明显的是其位置相对较低。外鼻形态平滑高耸，因此推测下外侧软骨过度抬高鼻尖，鼻背也被相应抬高。由于手术后仅仅2个月，因此增加鼻内阀处横截面积的手术有必要再等等看。

鼻声反射测量：内鼻阀最小横截面积的减少程度左右两侧都一样，最小横截面积的大小左右两侧也一样。但患者主诉右侧堵塞得更严重（图5.12）。

5.3 鼻尖－中鼻拱气道的差异加重

为了与抬高的鼻尖相对应，需要在鼻背放置更多的移植物或更厚的假体，而这样会进一步压迫内鼻阀。这是隆鼻术中一个常见的问题。然而，在某些情况下，内鼻阀的角度会变钝，从而解决了鼻塞的问题。需要对患者的具体情况进行观察，处理方法也需要根据形成的原因而定。

－ 如果鼻支架软弱，鼻背假体或厚的真皮移植物会破坏内鼻阀的正常角度（图5.13）。

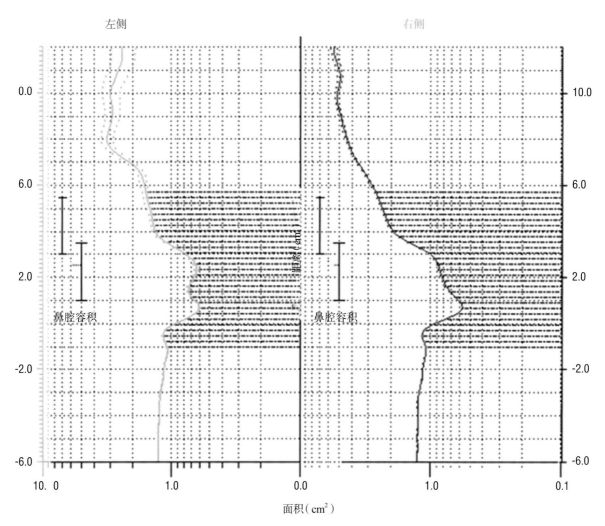

图 5.12 鼻声反射测量显示双侧内鼻阀最小横截面积。右侧内鼻阀出现一个明显的切迹

病例分析：太多的鼻背移植物

　　一名 45 岁的女性患者，25 年前曾行鼻整形术。20 年前，在 2 次硅胶假体隆鼻手术失败

后，改用膨体假体和 Medpore 假体隆鼻。最近鼻腔开始出现分泌物，又将所有假体取出，在另一家医院接受了真皮脂肪瓣移植。2 周后，由于鼻尖不对称，又进行了修整手术。使用耳软骨板条型移植物对鼻尖进行了调整。来本院就诊时，患者主诉鼻塞严重。术前和术后 CT 检查可看到过多的鼻背移植物。由于最近的一次手术使用的是真皮脂肪组织，这种组织一般会在 1 年以后吸收一部分，因此需要继续进一步观察。如果症状没有改善，则需要手术处理。不能说前一次手术真皮组织用量太多，笔者认为术者之所以这样做，是因为预估术后真皮组织会被大量吸收。

　　鼻内镜：在内鼻阀顶部可见严重的突出，此处为真皮脂肪瓣移植到鼻背的位置（图 5.14）。

　　CT：与术前相比，Medpore 假体被取出，并植入了耳软骨。内鼻阀处所用的鼻背移植物厚度有所增加。

　　应用真皮脂肪瓣后，鼻背的轮廓得到改善，这样做不能算错。笔者认为术者之所以这样做，是因为预估术后很大一部分移植物会被慢慢吸收。

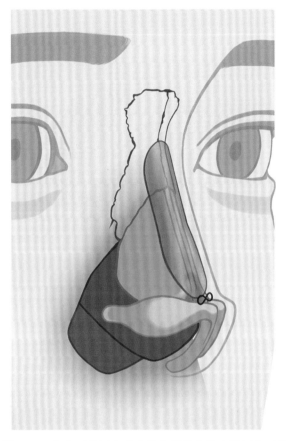

图 5.13　鼻尖延伸固定联合鼻背假体会将内鼻阀向下推移，导致阶梯状畸形

5.4　内鼻阀角度太窄

　　内鼻阀角度太窄与鼻尖过度突出有关，这可

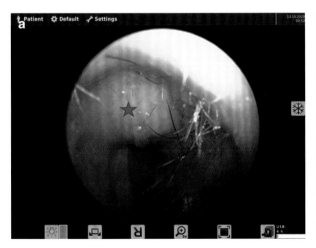
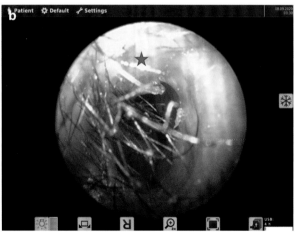

图 5.14　内鼻阀的顶部突出（★标记），可看到双侧最小横截面积的切迹。a. 左侧；b. 右侧

能是由鼻尖过度延伸固定和鼻尖部位用了强力的支撑移植物造成的。内鼻阀的角度小于15°。这种情况是典型的使用撑开移植物的适应证（图5.15）。

鼻中隔尾侧端增厚

当鼻小柱处的移植物太厚，鼻腔最小横截面积会位于鼻孔后方、内鼻阀前方。因此，应用肋软骨和耳软骨时要小心。

不像西方人，东方人的鼻翼会扩张，所以出现这种问题的机会相对较少。即使所用的鼻小柱移植物太厚，患者也不会主诉鼻塞。

笔者会将折叠的耳甲腔软骨固定到鼻中隔尾侧端，只有当移植物倾斜时才会出现鼻塞，而单纯移植物较厚的话，则不存在这种问题。

其他伴随鼻塞出现的症状

鼻痛

很多用了 Medpore 假体的患者会主诉鼻痛。疼痛的严重程度与鼻尖硬度有关，呼吸时的疼痛程度与静息时的差不多。有时会出现慢性鼻痛和鼻源性头痛。

对于多次施行鼻整形术的患者，有时并不清楚什么时候开始出现的鼻痛。当然，据报道，皮瓣的感觉会100%恢复[14]。但是对于施行了4次手术的患者，这种可能性较小，有很多患者主诉皮瓣感觉异常。在放置了假体的患者身上会出现严重的疼痛，也会出现神经瘤。可口服加巴喷丁，但治疗效果短暂，而且随着时间的推移大多数患者会耐受。但很多患者的异物感很难消失。CT 扫描可用来区分疼痛类型，如鼻源性头痛。应根据眼周、鼻背、鼻尖的疼痛是否持续来选择是否再次手术。

对于严重的疼痛，笔者常常发现患者使用了 Medpore 假体。Medpore 假体与周围组织粘连紧密，轻微的移动就会导致疼痛。当改为自体移植物后，疼痛就会减轻。

嗅觉异常

很多患者主诉鼻腔内出现奇怪的气味。常见于过度经皮缝合增加鼻尖高度的患者或中间脚与外侧脚呈锐角的患者。当鼻前庭有分泌物或结痂时，就会产生臭味。有时，鼻尖的非吸收性缝线穿出，局部有慢性炎症时也会发生这种情况。这不同于慢性鼻塞或慢性鼻窦炎的特殊气味。建议经常用清水清洗鼻尖。如果夹捏畸形严重，固定

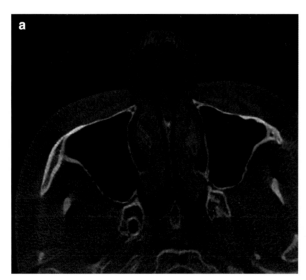 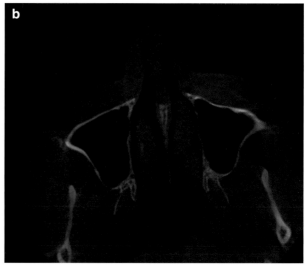

图 5.15　鼻尖延伸缝合和放置耳软骨旋转移植物后出现严重鼻塞，鼻背没有放置假体。a. 术前轴位扫描；b. 术后轴位扫描。鼻腔的形状从圆而宽变为窄而尖锐

下外侧软骨中间脚或软三角部位可减少结痂，有时可改善症状。

参考文献

1. Andre RF, Vuyk HD, Ahmed A, Graamans K, Nolst Trenité GJ. Correlation between subjective and objective evaluation of the nasal airway. A systematic review of the highest level of evidence. Clin Otolaryngol. 2009;34(6):518–25.
2. Kim CS, Moon BK, Jung DH, Min YG. Correlation between nasal obstruction symptoms and objective parameters of acoustic rhinometry and rhinomanometry. Auris Nasus Larynx. 1998;25(1):45–8.
3. Andrews PJ, Choudhury N, Takhar A, Poirrier AL, Jacques T, Randhawa PS. The need for an objective measure in septorhinoplasty surgery: are we any closer to finding an answer? Clin Otolaryngol. 2015;40(6):698–703.
4. Dadgarnia MH, Baradaranfar MH, Mazidi M, Azimi Meibodi SMR. Assessment of septoplasty effectiveness using acoustic rhinometry and rhinomanometry. Iran J Otorhinolaryngol. 2013;25(71):71–8.
5. Stewart MG, Witsell DL, Smith TL, Weaver EM, Yueh B, Hannley MT. Development and validation of the nasal obstruction symptom evaluation (NOSE) scale. Otolaryngol Head Neck Surg. 2004;130(2):157–63.
6. Kahana-Zweig R, Geva-Sagiv M, Weissbrod A, Secundo L, Soroker N, Sobel N. Measuring and characterizing the human nasal cycle. PLoS One. 2016;11(10):e0162918.
7. Suh JD, Kennedy DW. Treatment options for chronic rhinosinusitis. Proc Am Thorac Soc. 2011;8(1):132–40.
8. Lanza DC, Kennedy DW. Adult rhinosinusitis defined. Otolaryngol Head Neck Surg. 1997;117(3 Pt 2):S1–7.
9. Suh M-W, Jin H-R, Kim J-H. Computed tomography versus nasal endoscopy for the measurement of the internal nasal valve angle in Asians. Acta Otolaryngol. 2008;128(6):675–9.
10. Roithmann R, Cole P, Chapnik J, Shpirer I, Hoffstein V, Zamel N. Acoustic rhinometry in the evaluation of nasal obstruction. Laryngoscope. 1995;105(3 Pt 1):275–81.
11. Krouse J, Lund V, Fokkens W, Meltzer EO. Diagnostic strategies in nasal congestion. Int J Gen Med. 2010;3:59–67.
12. Daele JJ, Leruth E, Goffart Y. Consensus in rhinoplasty. B-ENT. 2010;6(Suppl 15):109–13.
13. Wang J, Cai C, Wang S. Merocel versus Nasopore for nasal packing: a meta-analysis of randomized controlled trials. PLoS One. 2014;9(4):e93959.
14. Bafaqeeh SA, al-Qattan MM. Alterations in nasal sensibility following open rhinoplasty. Br J Plast Surg. 1998;51(7):508–10.

第6章　不同自体材料的准备

摘要

– 耳软骨是最适合与假体一起应用的材料。

– 如果一只耳朵的耳甲艇软骨和耳甲腔软骨足够，则覆盖背侧鼻中隔和尾侧鼻中隔的L形支架就可形成。

– 在耳甲艇和耳甲腔之间留下 5 mm 的软骨以避免出现耳郭畸形。

– 采集耳软骨前，利用牙科印模材料制作耳郭模型备用。

– 不带软骨膜的耳软骨比较脆弱。

– 取耳软骨时必须带上一侧的软骨膜。

– 另一侧的耳软骨膜必须保留在原耳郭皮肤上。

– 乳突浅筋膜（SMF）并不厚，但用于鼻尖填充已足够；也可折叠起来用作鼻背移植物。

– 做真皮移植的医生一致认为，真皮的吸收一直会持续到术后 12~18 个月。

– 当考虑到吸收的问题时，可将真皮折叠成2 层或 3 层，尽量少带脂肪。

– 如果鼻背的皮肤太薄，移植的真皮可带少量脂肪。脂肪面应直接与皮肤接触，便于塑形。

– 当使用骶尾部真皮脂肪瓣（SDF）时，如果脂肪层朝外，则术后移植物不易显形。

– 如果鼻背皮肤薄，厚的 SDF 可能会显形。

6.1　耳软骨

由于耳软骨弹性合适、量充足，对不需要动鼻中隔的患者来说其是最佳供区。

– 在不需要行鼻中隔成形术的患者中，也有切除鼻中隔软骨的情况。在亚洲人鼻整形术中，这种情况下鼻背使用假体不是最佳选择。

– 耳软骨是与鼻背假体一起应用的最佳材料。

– 对不想动鼻中隔软骨的医生来说，必须熟悉怎样灵活应用耳软骨。

耳软骨是亚洲人鼻整形术中最常用的材料。这是由于亚洲人的鼻中隔软骨比西方人的小而软，或者是由于鼻中隔软骨不够，还需要更多的软骨。当不需要动鼻中隔的患者需要软骨时，耳软骨由于其弹性合适和量充足而成为最佳供区。耳软骨切取容易，可于术前切取，也可于术中切取，左右两侧都可用。在包括 100 名志愿者的耳郭外形研究中，发现非洲女性的耳甲软骨宽度为 30.5 mm，非洲男性的耳甲软骨宽度为 32.5 mm[1]。一项针对 200 名韩国人的 CT 面部成像（中央矢状面）的研究发现，软骨性鼻中隔的平均面积为 818 mm² [2]。因此，如果能在不损伤耳郭外形的条件下最大量切取耳甲软骨，理论上耳甲软骨的大小与鼻中隔软骨相近。为了最大量切取耳甲软骨，Han 等介绍了一种微创技术，耳甲艇软骨和耳甲腔软骨切取的量分别为 155.7 mm² 和 210.2 mm²。只要留下宽 5 mm 的耳轮脚，大量切取耳甲软骨时就不会造成耳郭外形塌陷[3]。

然而，在临床上，有些医生在切取耳甲艇软骨和耳甲腔软骨时，中间不留软骨，这种情况下，患者可能也没有意见（图 6.1）。即使中间留下了 5 mm 的软骨，如果出现增生性瘢痕，耳郭变形，患者也会有意见（图 6.2）。瘢痕的形成可能与手术剥离有关，但笔者认为还与是否保留软骨膜有关。笔者认为保留一侧的耳软骨膜会减少耳郭变形的发生。

- 采集耳软骨时，建议保留前面的软骨膜。
- 采集的耳软骨可带着后面的软骨膜。
- 前面的耳软骨膜会保持耳郭外形稳定，而后面的耳软骨膜会保持取下的耳软骨的稳

定性。

- 如果一侧的耳甲艇软骨和耳甲腔软骨足够，可形成覆盖背侧鼻中隔和尾侧鼻中隔的 L 形支架。

剥离

耳软骨的切取包括耳前切口和耳后切口两种方法。很少有关于切口位置与并发症发生率之间的关系的研究报道。研究仅报道了耳软骨切取后供区瘢痕疙瘩和局部感染的发生率[4]。

笔者喜欢耳前切口。尽管耳后切口留下的瘢痕较小，但耳前切口可切取最大量的耳软骨。将含有 0.5% 丁哌卡因、肾上腺素（1 : 100 000）和透明质酸酶（50 U/100 ml）的局麻药注射到耳前术区，以便收缩血管，并起到水剥离的作用。沿着对耳轮的下缘做切口，切口要尽可能长，不要跨越到舟状窝。掀起皮瓣，在软骨膜下进行剥离，保留对耳轮以及耳甲艇和耳甲腔之间的软骨（5 mm 宽）。后面的皮肤进行同样的剥离，后

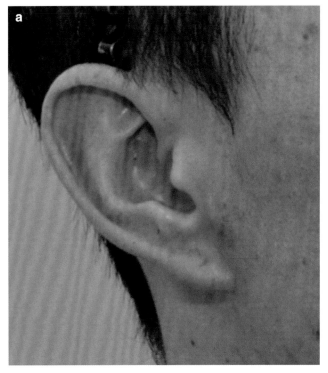
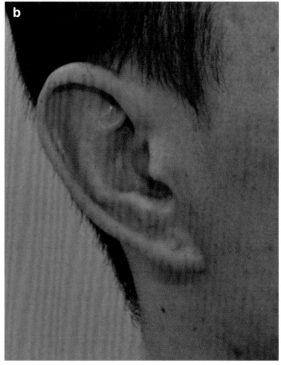

图 6.1　耳甲艇和耳甲腔之间没有留下软骨的耳郭外形，不建议这样做。a. 术前；b. 术后

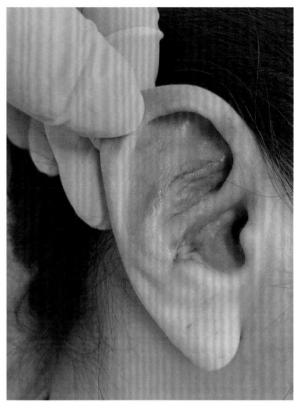

图 6.2　切取耳软骨后留下的瘢痕。尽管耳甲艇和耳甲腔之间保留了 5 mm 宽的软骨，但留下的瘢痕太明显。切下的耳软骨带有双侧的软骨膜，术后耳郭皮肤发生挛缩

面的软骨膜连同耳甲艇软骨一并切取。采用同样的方法切取耳甲腔软骨，在耳甲腔下缘做切口，同耳甲艇软骨一样，前面的软骨膜保留在原位皮肤上。

6.2　必须做的和不能做的

必须保留耳甲艇和耳甲腔之间 5 mm 宽的软骨，以预防耳郭畸形的发生。如果完整地切下耳甲艇软骨和耳甲腔软骨，中间不留软骨条，后期耳郭会发生变形。当然，如果耳软骨膜得到充分的保留，术后耳郭也可能不发生明显的畸形，所以术者可根据情况自行决定。最初，笔者倾向将前面的软骨膜保留在原位，然后将软骨切下。然而在听了一个同行医生的报告后，近 3 年来，笔者一直将所有的软骨膜连带软骨一并取下。结

果，很多患者术后主诉瘢痕形成严重。笔者希望读者不要轻信其他人的意见，还是要坚持己见。不要 100% 相信其他人所说的话，没有公开发表的论文只是一个空洞的故事。

- 切取软骨后，患者需要佩戴一段时间的辅助模型，以便维持耳甲艇和耳甲腔的形状。
- 采集耳软骨前，使用牙科印模材料制作耳郭模型备用。
- 手术后，佩戴耳郭模型 1 个月。
- 一侧的软骨膜需要保留到耳软骨上。
- 不带软骨膜的耳软骨是脆弱的。
- 一侧的软骨膜需要保留到原位皮肤上。
- 如果前后的软骨膜都被取下，就会出现皮瓣挛缩。

笔者使用的是 3M ™ Express ™ VPS 咬合材料（3M，韩国），手术前将其放在患者耳朵上制作出耳郭模型。提前消毒准备好，皮肤缝合后，即刻用上并做简单的包扎。除了这种方法，还可以用纱布填塞缝合以维持耳甲腔的凹度。由于术后需要佩戴矫形器 1 个月，所以笔者采用牙科印模材料制作的耳郭矫形器。包扎时不要压力太大，以免造成皮肤压伤。

6.3　耳甲软骨折叠：是否足够大、足够稳固？

耳甲艇软骨和耳甲腔软骨折叠技术：使软骨变直和增加稳定性

耳甲软骨的最大缺点是弯曲和不稳定。克服这两种缺点的方法是将软骨修整后，应用软骨凸的部分或凹的部分[5]。也就是应用软骨的自然弯曲度来修复鼻子的外形。笔者一般将软骨的凹面折叠在一起以矫直软骨，并加强其稳定性。笔者使用这种方法已经 15 年，目前也有这种方法和相反方法（脸对脸和背靠背）的文献报道[6]。有

些医生将耳软骨直接折叠，这种矫正软骨凹面的方法更直截了当。在笔者的方法中，软骨的凹面没有软骨膜，软骨膜保留在软骨的凸面上。因此，软骨膜保留在外面更有好处。折叠时，软骨中间可不切开，中间有 4~5 mm 的软骨被折叠可获得更强的力量。软骨的顶端和末端可纵向切开，中间不要切开，以使软骨尽可能变直（图6.3）。应用不可吸收线，如 Prolene 5.0，缝合1~2 针使软骨变直（图 6.4）。

折叠后的耳甲艇软骨的平均长度和宽度

对 311 张采集的耳甲软骨术中照片进行分析，发现折叠的耳甲软骨平均长度男性为

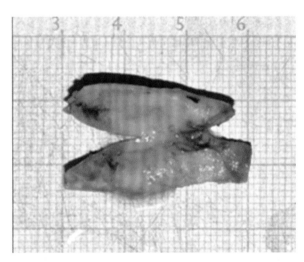

图 6.3　在耳甲艇软骨中间的两端做两个纵向切口，中间部分不切开，这样折叠后的软骨力量更大

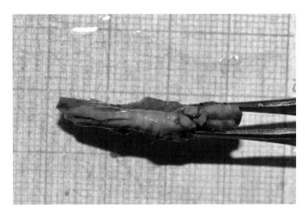

图 6.4　折叠后的耳甲艇软骨

（24.2±3.9）mm， 女性为（22.4±3.7）mm。平均宽度男性为（7.8±1.9）mm，女性为（7.2±1.9）mm。这种长度和宽度对于常用的鼻小柱支撑移植物和撑开移植物已足够，所以这种方法很有用。

对于鼻中隔尾侧端延伸移植物

折叠的耳甲艇软骨或耳甲腔软骨可通过榫卯方式固定到鼻前棘上，这种方法操作简单。

悬浮型鼻小柱支撑移植物

作为鼻小柱支撑移植物，宽度可以小一些。也就是说，上述的那种宽度用不着。笔者不喜欢这种方法，只是将其作为一种辅助技术。主要原因是术中一般都需要进行鼻中隔剥离来支持鼻中隔尾侧端，因此直接用鼻中隔尾侧端移植物更好。此外，需要榫卯技术来加强后鼻中隔和鼻前棘之间的坚强连接。鼻小柱支撑移植物只可作为一种辅助方法。

用于鼻中隔尾侧端延伸移植物的榫卯技术

首先，在鼻前棘的两侧形成骨膜下腔隙，并在鼻前棘前侧留下少量软组织。分开两侧的鼻翼软骨内侧脚，从鼻前棘分离到鼻中隔尾侧端前缘和鼻中隔前角，至少需要在骨膜下剥离 4~5 mm的鼻中隔尾侧端。鼻中隔软骨尾侧端的切除和矫正需要在放置折叠的耳甲软骨前进行。如果需要，可应用摆动门技术来矫正鼻中隔偏斜，并在鼻中隔后角和鼻前棘之间施行"8"字缝合。将折叠的耳甲软骨的两个脚置于鼻前棘两侧的骨膜下腔隙，2 针或多针缝合固定。采用榫卯技术将折叠的耳甲软骨缝合固定到鼻中隔尾侧端[7]（图6.5）。

最终耳甲软骨的榫卯固定有 2 个点，一点在鼻前棘，一点在尾侧鼻中隔。可根据需要修复的下外侧软骨和鼻中隔尾侧端位置进行调整。当鼻中隔尾侧端延伸移植物和延伸撑开移植物缝合到

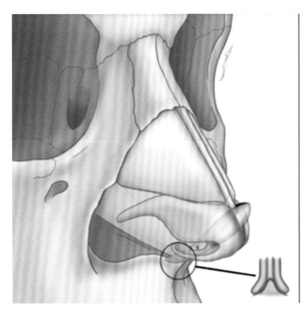

图 6.5　鼻中隔尾侧端延伸移植物：采用榫卯技术植入折叠的耳甲艇软骨

一起时，可形成新的鼻中隔前角。

稳定性：鼻小柱支撑移植物和鼻中隔尾侧端延伸移植物

在鼻尖的稳定性方面，鼻中隔延伸移植物要优于鼻小柱支撑移植物[8]。

如前面所述，亚洲人鼻整形术中影响手术方法的关键因素包括是否需要动鼻中隔，以及是否需要在鼻背放置假体。因此，鼻尖的稳定程度和是否需要鼻中隔手术是决定使用鼻小柱支撑移植物还是鼻中隔尾侧端延伸移植物的决定因素。当需要坚强的鼻尖支撑时，首选鼻中隔延伸移植物。

耳甲腔软骨

同耳甲艇一样，耳甲腔也是一个良好的软骨供区。耳前切口，耳甲腔软骨获取的量要小于耳甲艇软骨。如果折叠使用时，长度也较短，但是宽度要大于耳甲艇软骨。应根据软骨的形状，确定使用的位置。笔者使用耳甲腔软骨作为延伸撑开移植物，主要用于背侧鼻中隔。供区瘢痕要小于耳甲艇。此时由于耳后的组织更厚，弧度更柔

和，接近椭圆形状，所以发生术后挛缩的风险要小于耳甲艇。如今，人们普遍戴耳机，因此需要在外耳道边缘保留 3~4 mm 宽的软骨。

耳屏软骨

耳部软骨的第 3 个供区为耳屏。可采用耳屏后切口或耳屏边缘切口切取。据报道，切取的软骨大小可达 15 mm×20 mm。耳屏软骨可当作扁平软骨使用[9]。

但是耳屏软骨相比耳甲腔或耳甲艇软骨没有优势，因为采集的量较少。耳屏软骨的切取量可达 10 mm×15 mm[10]，可联合采集其他部位的软骨。关于其实用性方面没有分歧，采集的量一般少于 10 mm×10 mm。另一个不足之处为其切取量较少，因为要考虑到戴耳机或耳屏的外形，边缘会留下一些软骨。

乳突浅筋膜（SMF）

软组织移植的供区可根据真皮的厚度加以区分。骶尾部是最厚的部位，接下来为腹股沟，但是腹股沟有一个不好的地方就是生长有毛发。笔者曾尝试过足底内侧，但还是喜欢最厚的骶尾部。然而，如果手术过程中突然需要采集软组织，骶尾部就不方便。最容易采集的部位为SMF，位于耳后[11]。

剥离

注射局麻药（0.5% 丁哌卡因 +1：100000 肾上腺素 + 透明质酸酶 30 U/ml）后，在耳后掀起皮瓣，皮瓣下方大部分的皮下组织为筋膜层。耳后切口的长度为 3~4 cm，掀起皮瓣的宽度至少为 1 cm。掀起皮瓣后，在耳后沟继续剥离浅筋膜（图 6.6）。在切口的中点可看到 1~2 条耳后肌肌束（图 6.7），并在耳后肌的表面完整切取SMF（图 6.8）。切取 SMF 后，将皮瓣复位，用Prolene 5.0 缝线缝合切口。连续褥式缝合，轻轻包扎，预防血肿。

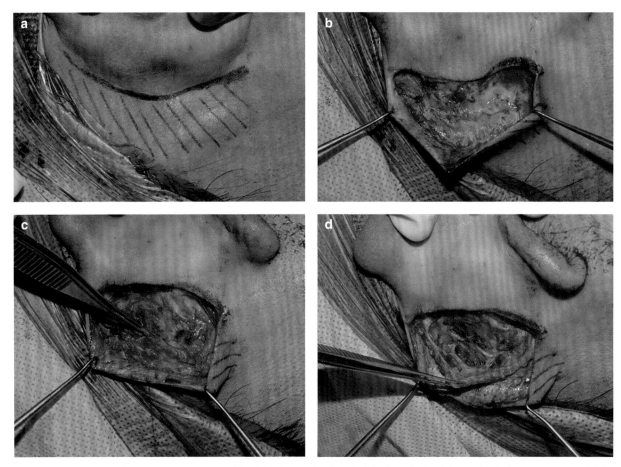

图 6.6 切取乳突浅筋膜：从右耳后切取乳突浅筋膜。a. 在耳后虚线部位进行水剥离；b. 掀起宽 1 cm 以上的皮瓣；c. 继续向深部剥离，直至看到耳后肌；d. 在耳后肌表面掀起乳突浅筋膜（资料来源：Hong et al. Superfcial mastoid fascia as an accessible donor for various augmentations in Asian rhinoplasty, Journal of Plastic Reconstructive & Aesthetic Surgery, 2012, Elsevier ）

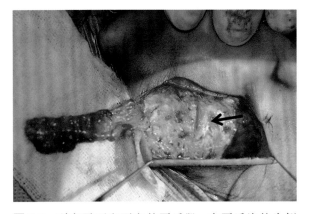

图 6.7 剥离平面和下方的耳后肌。在耳后沟的头侧端，可看到一条耳后肌肌束（箭头）。切取乳突浅筋膜时深度不要超过耳后肌平面（资料来源：Hong et al. Superfcial mastoid fascia as an accessible donor for various augmentations in Asian rhinoplasty, Journal of Plastic Reconstructive & Aesthetic Surgery, 2012, Elsevier ）

用于鼻背填充

- SMF 并不厚，但它是一个很好的填充材料。用于鼻尖填充，量已足够；也可折叠起来用于鼻背填充（图 6.9 ）。

用 SMF 包裹软骨颗粒可用于增大体积。将软骨颗粒装进 1 ml 的注射器内，用 SMF 将注射器裹起来，密封。在撤出注射器的过程中，将软骨颗粒注射到 SMF 形成的腔隙中。这是一种有用的填充方法（图 6.10）。软骨需要细细地剪碎，如果软骨转移不方便的话，则将注射器的前端剪掉，这样软骨就容易推出。

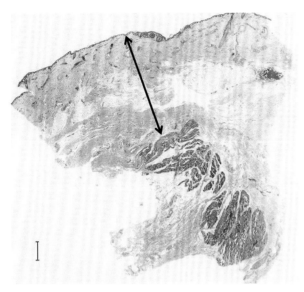

图6.8 横断面组织HE染色（×50）。在皮肤和耳后肌之间估算乳突浅筋膜的厚度（箭头）（资料来源：Hong et al. Superfcial mastoid fascia as an accessible donor for various augmentations in Asian rhinoplasty, Journal of Plastic Reconstructive & Aesthetic Surgery, 2012, Elsevier）

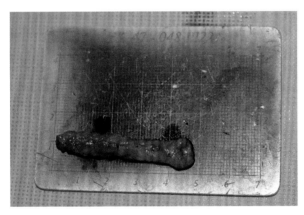

图6.9 卷起来的乳突浅筋膜

骶尾部真皮脂肪瓣

据报道，从20世纪80年代开始，在韩国，骶尾部是厚的真皮移植物的最佳供区[12]。Dr. Kim用真皮脂肪瓣进行鼻背填充超过3 000例。他从骶尾部采集的真皮脂肪瓣大小为1.5 cm×6.5 cm，他认为这个部位的真皮组织比其他部位（如腹部、腹股沟、臀下沟）的真皮组织致密而且厚。另一项研究也发现骶尾部的真皮组织明显比其他部位厚（$P < 0.008$），脂肪组织发

育良好。此外，他们还认为骶尾部的真皮脂肪瓣的活力更强，存活率更高。因此，骶尾部是填充所用软组织的合适供区。这个部位真皮层厚，成纤维细胞数量多，皮下组织致密，瘢痕隐蔽[13]。这一点没有异议，当需要明显抬高鼻背时，笔者也首选此部位作为供区。很多医生将真皮组织折叠成多层使用。

- 做真皮移植的医生一致认为，真皮的吸收一直会持续到术后12~18个月。
- 当考虑到吸收问题时，真皮组织需要折叠成双层或多层使用，而且基本上不带脂肪组织。
- 如果鼻背皮肤较薄，真皮瓣上可带一些脂肪组织。脂肪面直接接触鼻背皮肤，便于塑形。
- 当应用骶尾部真皮组织瓣时，如果脂肪层朝外（真皮层朝内，见第7章），移植的软组织就不容易显形。
- 如果鼻背皮肤较薄，而真皮脂肪瓣较厚，就容易显形。

自体组织移植的吸收问题，包括真皮组织，将在第7章进行详细讨论。

切取

手术切口可在骶尾部中线或旁中线。这是为了以后再次切取考虑。

切取的真皮脂肪瓣要比实际需要的大20%，因为考虑到即刻会发生收缩。可通过折叠塑形来调整真皮瓣的厚度。通常长50 mm、宽40 mm的真皮瓣折叠后会形成宽8~9 mm的组织瓣。切取前需要在真皮下充分水剥离，并将表皮去除。

鼻中隔软骨

笔者切取鼻中隔软骨并没有使用特殊的方法，而是按照专业书上介绍的常规方法。然而，鼻中隔软骨的切取应根据手术的优先顺序来

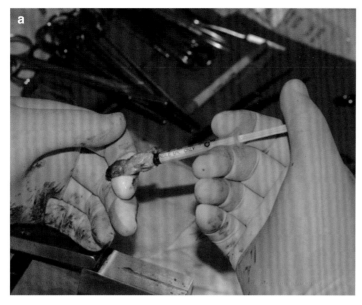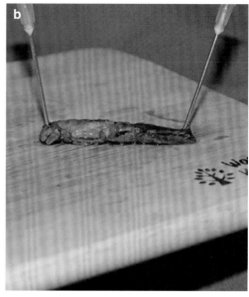

图 6.10　将颗粒软骨推进卷起来的乳突浅筋膜中，便于增大体积。a. 将颗粒软骨装进 1 ml 的注射器内，用乳突浅筋膜将注射器裹起来，在撤出注射器的过程中，将颗粒软骨注射到乳突浅筋膜形成的腔隙中，这是一种有用的填充方法；b. 头侧端包裹的量要多一些，以用于鼻根部的填充

决定。

　　– 笔者不会仅因为手术需要扁平软骨而施行鼻中隔软骨切除术。

　　– 患者需要施行鼻中隔成形术时（歪鼻、驼峰鼻、鼻塞）才考虑切取鼻中隔软骨。

　　– 鼻背假体可修饰鼻子的下 2/3，因此可以尝试用假体作为修饰材料。

　　– 最好不要破坏下方的鼻支架。

　　– 如果不是为了改善功能，就不要在隐形撑开移植物的上方放置假体，目前没有证据支持这样做。

　　鼻中隔修复的手术方法将在第 11 章进行讨论。

肋软骨

　　在接触到 Dr. Toriumi 的文献之前，笔者曾使用过多根肋软骨。然而，在比较了第 5 肋、第 6 肋和第 7 肋的优缺点之后，发现用第 7 肋进行鼻中隔重建有一定的优势，因为第 7 肋比较直，厚度也合适 [14]。如果能够切取更直的肋软骨，而气胸的发生率又低，那么就没必要将刀口设计

在乳房下皱襞，笔者同意这种观点。第 7 肋也适合做鼻中隔重建，因为上下皮质很少发生弯曲。

　　只含有皮质的肋软骨条适合用作鼻翼缘轮廓移植物，笔者认为 Dr. Toriumi 的方法是目前最好的方法，证据也最充分。由于肋软骨主要应用于鼻中隔重建手术，建议多看看 Dr. Toriumi 的文献 [15-17]。笔者喜欢的鼻中隔修复手术方法也将在第 11 章进行讨论。

参考文献

1. Nyemb PM, Sankale A-A, Ndiaye L, NDiaye A, Gaye M. Morphometric study of the outer ear in young adults. Pan Afr Med J. 2014;19:355.

2. Hwang SM, Lim O, Hwang MK, Kim MW, Lee JS. The clinical analysis of the nasal septal cartilage by measurement using computed tomography. Arch Craniofac Surg. 2016;17(3):140–5.

3. Han K, Kim J, Son D, Park B. How to harvest the maximal amount of conchal cartilage grafts. J Plast Reconstr Aesthet Surg. 2008;61(12):1465–71.

4. Lan MY, Park JP, Jang YJ. Donor site morbidities resulting from conchal cartilage harvesting in rhinoplasty. J Laryngol Otol. 2017;131(6):529–33.

5. Echeverry A, Carvajal J, Medina E. Alternative technique

for tip support in secondary rhinoplasty. Aesthet Surg J. 2006;26(6):662–8.

6. Sahin MS, Kasapoglu F, Demir UL, Ozmen OA, Coskun H, Basut O. Comparison of clinical results in nasal tip augmentation either via face to face or back to back technique with autogenous auricular conchal cartilage. J Craniofac Surg. 2015;26(7):2109–14.

7. Kridel RW, Scott BA, Foda HM. The tongue-in-groove technique in septorhinoplasty. A 10-year experience. Arch Facial Plast Surg. 1999;1(4):246–56; discussion 257–8.

8. Hwang N-H, Dhong E-S. Septal extension graft in Asian rhinoplasty. Facial Plast Surg Clin North Am. 2018;26(3):331–41.

9. Rabie AN, Chang J, Ibrahim AMS, Lee BT, Lin SJ. Use of Tragal cartilage grafts in rhinoplasty: an anatomic study and review of the literature. Ear Nose Throat J. 2015;94(4–5):E44–9.

10. Cochran CS, DeFatta RJ. Tragal cartilage grafts in rhinoplasty: a viable alternative in the graft-depleted patient. Otolaryngol Head Neck Surg. 2008;138(2):166–9.

11. Hong S-T, Kim D-W, Yoon E-S, Kim H-Y, Dhong E-S. Superficial mastoid fascia as an accessible donor for various augmentations in Asian rhinoplasty. J Plast Reconstr Aesthet Surg. 2012;65(8):1035–40.

12. Kim KY. Augmentation rhinoplasty using dermofat graft. J Korean Soc Aesthetic Plast Surg. 2001;5(1):33–40.

13. Hwang K, Kim DJ, Lee IJ. An anatomic comparison of the skin of five donor sites for dermal fat graft. Ann Plast Surg. 2001;46(3):327–31.

14. Toriumi DM. Dorsal augmentation using autologous costal cartilage or microfat-infused soft tissue augmentation. Facial Plast Surg. 2017;33(2):162–78.

15. Toriumi DM, Patel AB, DeRosa J. Correcting the short nose in revision rhinoplasty. Facial Plast Surg Clin North Am. 2006;14(4):343–55, vi.

16. Toriumi DM, Pero CD. Asian rhinoplasty. Clin Plast Surg. 2010;37(2):335–52.

17. Toriumi DM, Bared A. Revision of the surgically overshortened nose. Facial Plast Surg. 2012;28(4):407–16.

第7章　吸收问题：应用自体组织行鼻整形术的难题

摘要

- 鼻根太低的患者可考虑应用假体。
- 如果患者能够等待 12~18 个月来观察最终的效果，则鼻背和鼻根都可以用自体组织进行填充。
- 可能因为自体组织的吸收问题而需要再次手术修复，这一点医生和患者必须达成共识。
- 压碎的软骨成活率要低于颗粒软骨。颗粒软骨的吸收率也高。
- 用很小的颗粒软骨进行填充有时会形成大量的瘢痕组织。
- 很小的颗粒软骨形成的硬硬的瘢痕类似于肉芽肿。
- 单层乳突浅筋膜（SMF）移植于鼻背对于获得平滑的鼻背曲线非常有用，但填充效果一般。
- 卷起来的 SMF 的长期填充效果可达 1~2 mm，吸收率超过 50%。
- 卷起来的骶尾部真皮脂肪瓣的长期填充效果大约为 3 mm，吸收率为 40%~50%。
- 用 SMF 包裹起来的颗粒软骨的长期填充效果取决于包裹的软骨的量，应根据 30%~40% 的吸收率来准备填充软骨的量。

亚洲人鼻整形术在很多方面缺乏证据支持和科学考虑：修复之前手术应用假体出现的问题时仍继续应用假体；在厚的硅胶假体下方放置功能性的撑开移植物；在选择肋软骨作为主要的自体移植物时还切取耳软骨；因为认为维持效果长久而选择假体。

在亚洲人鼻整形术中，很多医生都在想方设法选择合适的自体组织来获得最佳效果。

吸收问题对单纯自体组织鼻整形术来说是一场悬而未决、势在必行的战斗，自体组织大部分都是用于鼻背填充，患者最关心的是术后的效果。笔者对 400 例自体组织移植的长期效果进行了分析。用于鼻背的自体组织分为以下几类：单纯颗粒软骨、卷起来的 SMF、包裹于 SMF 内的颗粒软骨、卷起来的骶尾部真皮脂肪瓣、用腹直肌筋膜包裹起来的颗粒软骨。自体组织因具有良好的组织相容性和较低的感染率及外露率而成为首选材料。然而这些优点需要联合自体组织的吸收问题进行综合考虑。

另外，在亚洲人鼻整形术中，常常需要明显垫高鼻背，恢复鼻根到鼻尖的高度常常是手术的最大目标。笔者的以下经历对客观观察亚洲人鼻整形术至关重要。对于需要做鼻中隔手术的患者，笔者只放置自体移植物，而鼻根低平是使用假体的绝对适应证，因为我们都知道自体组织最大的问题就是吸收。

7.1 颗粒软骨

颗粒软骨和压碎的软骨

压碎的软骨成活率要比颗粒软骨低，与软骨量的多少无关[1]。在笔者的经验中，压碎的软骨成活率非常低。尽管比较麻烦，但将软骨切成0.5~1.0 mm的小块可增加组织的成活率。可将透明质酸喷洒到软骨里，以便塑形[2]（图7.1）。笔者通常使用Tisseel（Baxter医疗健康公司，美国伊利诺伊州迪尔菲尔德）对软骨进行塑形，并用于小部位的填充。这种方法意味着废物利用。根据笔者的临床经验，这些软骨大部分都会被吸收。这种废物利用的意义就是用来垫高鼻背（不超过1 mm）或平滑鼻背曲线。颗粒软骨如果不包裹的话，就会被大量吸收，再次修复手术时还会遇到很多瘢痕。如果需要一定量的颗粒软骨，用软组织包裹起来效果会更好。

- 压碎的软骨成活率要明显低于颗粒软骨。
- 用纤维蛋白胶将颗粒软骨黏合在一起可以将废弃的软骨重新利用起来。
- 如果需要一定量的颗粒软骨，用软组织将它包起来效果更好。
- 不包裹而直接应用颗粒软骨进行填充会形成大量的瘢痕组织。

用筋膜包裹的颗粒软骨

也许这是最实用的一种方法[3-5]。相比于用Surgicel（爱惜康公司，美国得克萨斯州阿灵顿）包裹，用颞深筋膜包裹很少引起炎症细胞浸润，因此会有更多的软骨存活[6]。笔者不建议用Surgicel包裹，切取颞深筋膜时也不建议在发际线做切口。用软组织包裹时，可选用SMF；先将SMF置于碎骨器上，并用木槌敲薄，然后用1 ml的注射器进行填充操作（见第6章）。当然，如果用的是肋软骨，可以用方形的腹直肌筋膜包裹（图7.2）。

7.2 鼻中隔软骨

鼻中隔软骨一般用于制作支撑移植物、板条移植物和撑开移植物。不用担心吸收的问题，因为常用于隐形移植。吸收不明显，因为吸收部分可由纤维组织代替。但是过去有报道其吸收率为12%~50%。同样也有报道说当张力太大或软骨碎裂后，撑开移植物也会被吸收[7]。解剖型移植物或原位移植物不会被吸收，因为受区留下的软骨膜会提供足够的血供。鼻中隔软骨不能带着软骨膜一并切取，因此原位移植比盖板移植更有效。

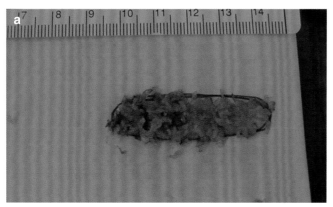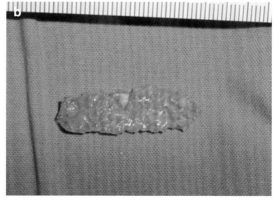

图7.1 颗粒软骨被喷洒上Tisseel后进行塑形。a. 颗粒软骨用于鼻背塑形；b. 喷洒纤维蛋白溶液后

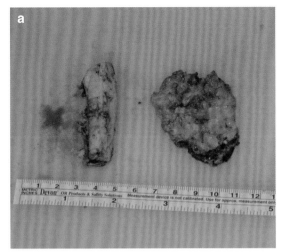
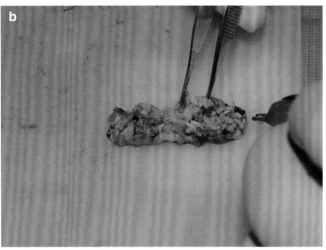
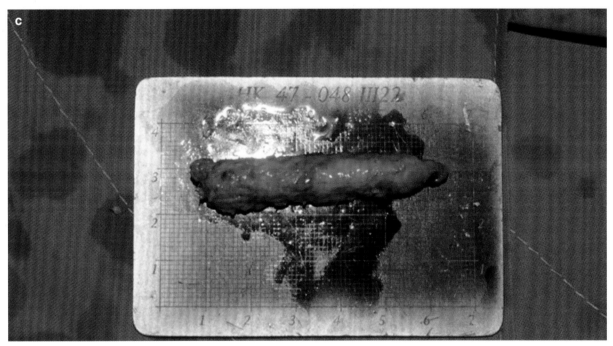

图 7.2　用腹直肌筋膜包裹颗粒软骨。a. 第 6 肋软骨和腹直肌筋膜；b. 剩余肋软骨切碎后用腹直肌筋膜进行包裹；c. 塑形后进行移植

7.3　耳软骨

　　像鼻中隔软骨一样，耳软骨也常被用于各种鼻整形术中，而且是鼻修复手术的首选软骨[8,9]。大部分鼻修复患者，鼻中隔软骨都曾被切取过，因此耳甲艇软骨和耳甲腔软骨是首选。如果鼻中隔的 L 形支架严重受损，就无法应用耳软骨进行鼻支架重建，而只能选择肋软骨。在修复手术中，可发现移植的大部分耳软骨仍然存在，只不过变得略小一些，软骨的边缘也发生了变化，这说明存在吸收。但是很难确定吸收率，因为不可能准确知道移植时所带的软骨膜的情况。

　　- 科学地讲，如果带软骨膜的一侧得到充足的血供，会有利于软骨的成活。
　　- 在笔者的研究中，当耳甲艇软骨折叠后用作鼻中隔尾侧端延伸移植物时，凹面会面对面缝合在一起，因此，凸面带有软骨膜会有利于软骨的存活。

7.4 软组织的吸收率

下面是在笔者的方法中软组织的成活率由低到高的排列顺序。笔者垫高鼻背常用的软组织共有6种。除这6种外，其他软组织还包括足底内侧真皮、腋下真皮、腹股沟真皮脂肪瓣，但这些软组织缺点太多，如疼痛、带有毛发，因此笔者不再使用这些移植物。当然，当手术只用到耳软骨时，单纯垫高鼻背就不用采集腹直肌筋膜了。腹直肌筋膜只有在采集肋软骨时才一并用到。

– SMF[10]。
– 卷起来的 SMF（图 7.3）。
– 用 SMF 包裹的颗粒软骨（图 7.4）。
– 骶尾部真皮脂肪瓣。
– 用腹直肌筋膜包裹的颗粒软骨（图 7.2）。
– 卷起来的骶尾部真皮脂肪瓣（图 7.5）。

卷起来的 SMF 吸收后的预测厚度为1~1.5 mm，卷起来的骶尾部真皮脂肪瓣吸收后的预测厚度为3 mm，应根据这种结果进行手术准备。卷起来的意思是将筋膜卷成筒状，从而使厚度增加2倍。然而，在使用骶尾部真皮脂肪瓣时，由于其特殊的性质，需要选择真皮面朝内还是朝外。真皮面朝外主要在鼻背皮肤破损时使用，可直接放在皮下，外观一致；也可在需要鼻背曲线更清晰时使用。如果受区的皮肤薄，笔者选择真皮面朝内（脂肪面朝外），以减弱移植物的外形（图 7.5a）。考虑到真皮的生理特性，真皮面朝外可以直接接触到受区的组织，术后可以

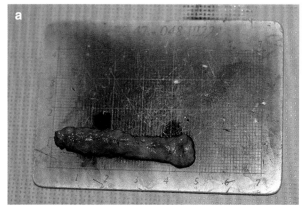
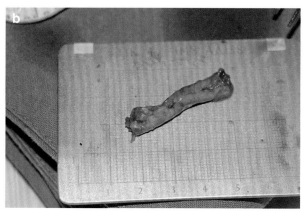

图 7.3 卷起来的乳突浅筋膜。a 和 b. 不同的手术案例

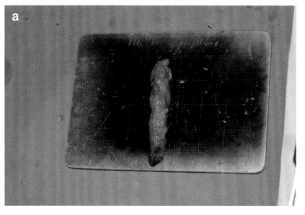
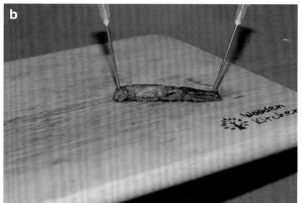

图 7.4 乳突浅筋膜包裹起来的颗粒软骨。a 和 b. 不同的手术案例

更快地恢复血供（图 7.5b）。然而考虑到移植物放置的底为鼻骨，而鼻骨的骨膜大部分遭到破坏，因此术后吸收不可避免。

真皮移植物，由于放置在皮下，在修复手术时，可发现其吸收很少，且大部分存活。皮下放置的骶尾部真皮脂肪瓣可重新取出，通过抬高鼻背骨膜放置到更深的地方，这样可以矫正组织瓣显形的问题（图 7.6）。

需要记住的是，如果鼻背皮肤太薄，植入的

骶尾部真皮脂肪瓣就会显形。

- 卷起来的方法：如果在修复手术时，担心皮肤太薄会造成移植物显形，则将脂肪面朝外。如果鼻背皮肤厚，最好选择真皮面朝外。
- 由于血供对真皮组织瓣的成活非常关键，放置时最好选择真皮面朝外。
- 由于吸收的问题，笔者喜欢只使用真皮的部分，而不带脂肪。

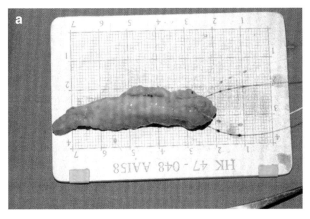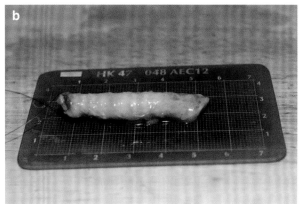

图 7.5　卷起来的骶尾部真皮脂肪瓣。a, b. 不同的手术案例

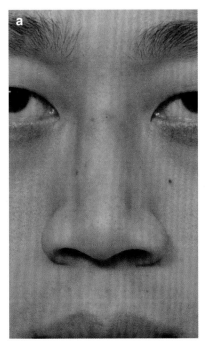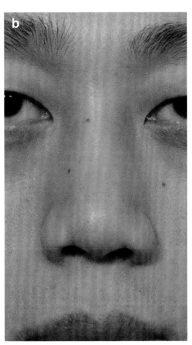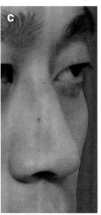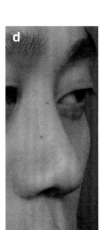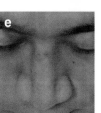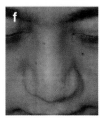

图 7.6　一名 34 岁的男性患者，在其他医院接受了乳突浅筋膜移植。术后移植的筋膜组织显形，通过将其放置的深度从皮下层改为骨膜下层进行了矫正。a, c, e. 术前；b, d, f. 术后

已报道吸收率结果

在上述各种自体组织中，有研究报道了以下 3 种自体组织长期吸收率的结果（数据发表于 2021 年的 *PRS* 期刊）。

- 卷起来的 SMF。
- 用 SMF 包裹的颗粒软骨。
- 卷起来的骶尾部真皮脂肪瓣。

术后 1 个月被认为是术后早期，此时的照片可作为对照。术后 1 年以上的照片作为长期随访照片，可与早期的照片进行对比。我们最近发表了一些对照二维照片的三维照片研究，由于以前大部分资料的采集都是应用的二维照片，所以为了客观分析这些照片，使用了两种软件 MPS（Morpheus 3D 整形解决方案，韩国首尔 Morpheus 有限公司 3D 扫描仪）和 MDS（Morpheus 3D 牙科解决方案）进行对比分析。

标准二维照片分析的有用性

笔者通过调整每张照片的基线长度来使放大率标准化。解剖比例，包括垂直高度，可用于客观测量口角与瞳孔中点的连线，并将其作为计算的基础。通过使每个长度相等来调整放大倍数。在许多人体测量点上对二维和三维成像软件发现的任何大小和方向的偏差进行统计学分析，计算出二维和三维成像软件测量值之间的偏差。对于每个体表标志，三维成像软件会产生更广泛的平均测量结果，平均差值比二维软件大 0.127 mm。然而二维和三维成像软件之间没有明显的差异。因此，可以用调整后的 MDS 来分析过去的二维照片，根据上述结果，这种标准化也是可行的。

怎样矫正二维照片的偏航和滚动

笔者通过调整每张照片的基线长度来使放大率标准化。解剖比例，包括垂直高度，可用于客观测量口角与瞳孔中点的连线，并将其作为计算

的基础。为了纠正偏航和滚动，笔者将耳屏至瞳孔中点连线和耳屏至口角连线调整为等长。

吸收率评估方法

为了对比吸收率，需要评估鼻缝点和鼻根点 – 鼻缝点中点（1/2NR）的突出度。

在笔者的手术方法中，软骨性鼻背和鼻尖主要采用自体软骨来垫高。上述 3 种软骨的植入位置从鼻根开始，一直延续到鼻尖，以获得平滑的鼻背曲线。如前所述，真皮移植物在鼻下 2/3 的皮下组织中由于血运丰富，成活率更高。很难对复杂的手术区域如鼻尖上区和鼻尖进行对比。因此，笔者希望在同等条件下比较自体组织的吸收率。选择的位置在鼻缝点和 1/2NR 处。这里的鼻缝点定义为鼻根至鼻尖表现点之间的上 1/3 处。所有的移植物都植入骨膜下腔隙。研究结果远超预期，"吸收量太大了"。

1/2NR 处（此处在很多资料中是指骨性鼻背的中点）的吸收率如下。如果你不明白，可参考笔者将马上发表的文章。这种吸收率以 95% 置信区间表示。

卷起来的 SMF 在 1/2NR 处的吸收率为 50%~70%。

在斜位和调整后的侧面观，卷起来的 SMF 的吸收率最大最明显，为 54.8%~72.8%（图 7.7，图 7.8）。

用 SMF 包裹的颗粒软骨在 1/2NR 处的吸收率为 30%~40%。

在斜位和调整后的侧面观，用 SMF 包裹的颗粒软骨的吸收率为 27.3%~43.3%（图 7.9，图 7.10）。

卷起来的骶尾部真皮脂肪瓣在 1/2NR 处的吸收率为 40%~50%。

在斜位和调整后的侧面观，卷起来的骶尾部真皮脂肪瓣的吸收率为 37.1%~51.2%（图 7.11，图 7.12）。

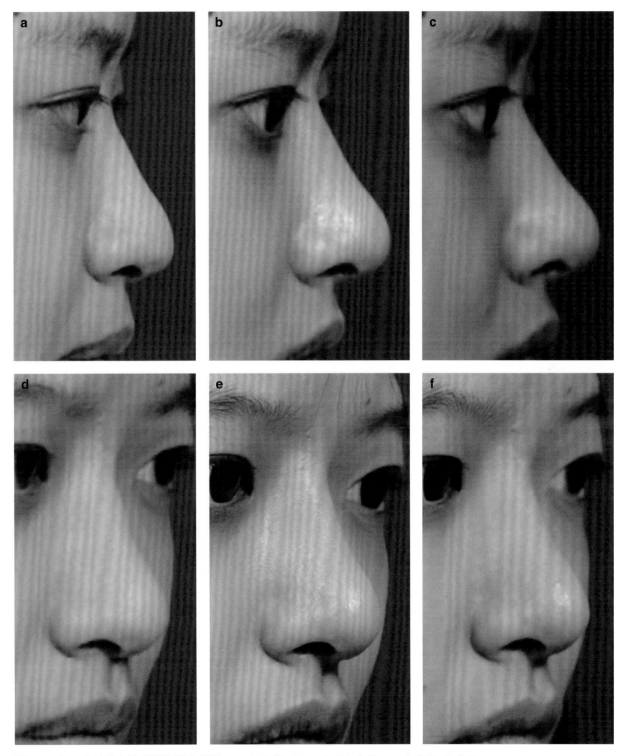

图 7.7　卷起来的乳突浅筋膜的吸收情况。a, d. 术前；b, e. 术后 1 个月；c, f. 术后 18 个月

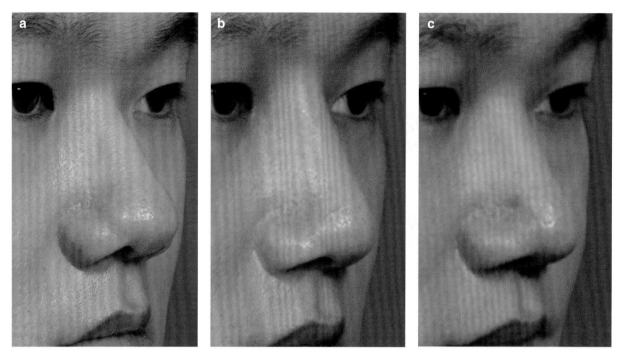

图 7.8 卷起来的乳突浅筋膜的吸收情况。a. 术前；b. 术后 1 个月；c. 术后 12 个月

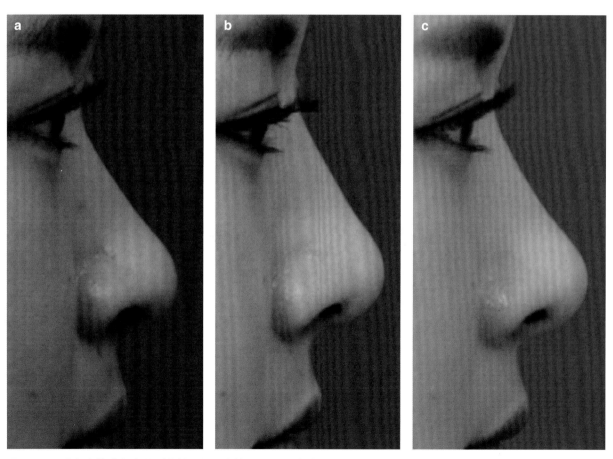

图 7.9 用乳突浅筋膜包裹的颗粒软骨的吸收情况。a, d. 术前；b, e. 术后 1 个月；c, f. 术后 14 个月

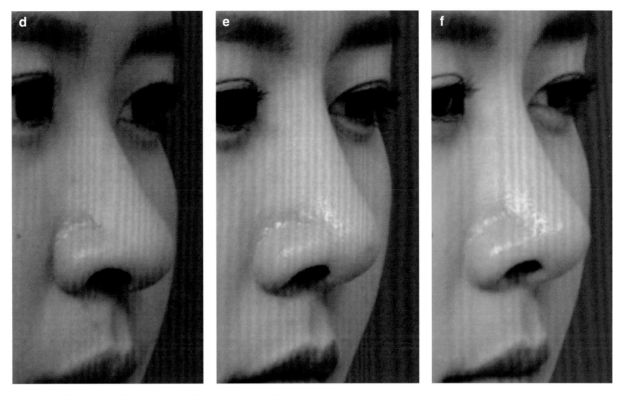

图 7.9（续）　用乳突浅筋膜包裹的颗粒软骨的吸收情况

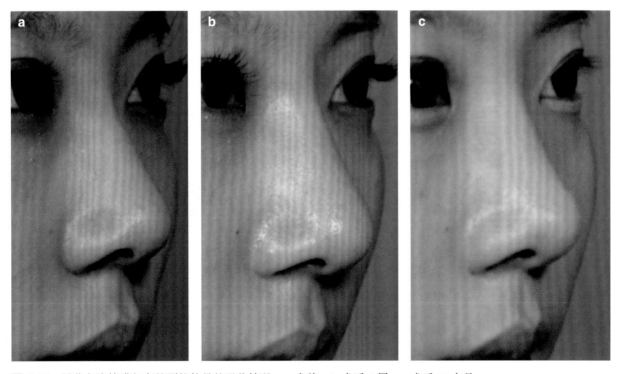

图 7.10　用乳突浅筋膜包裹的颗粒软骨的吸收情况。a. 术前；b. 术后 5 周；c. 术后 12 个月

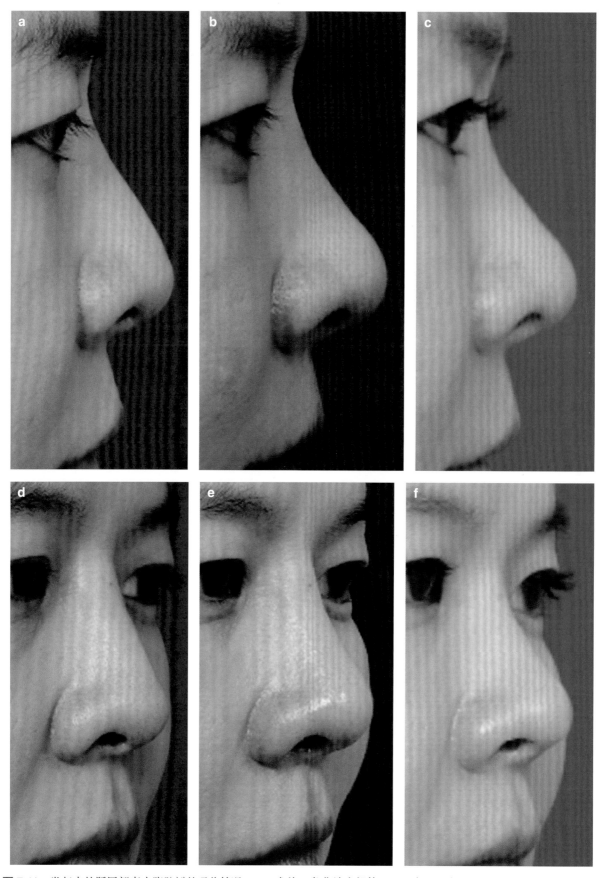

图 7.11　卷起来的骶尾部真皮脂肪瓣的吸收情况。a, d. 术前，鼻背放有假体；b, e. 术后 1 个月；c, f. 术后 12 个月

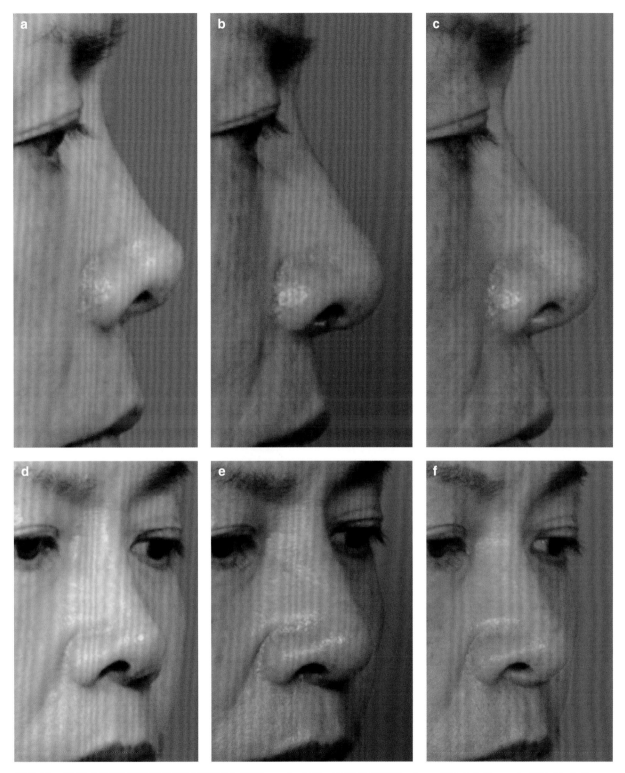

图 7.12　卷起来的骶尾部真皮脂肪瓣的吸收情况。a, d. 术前，鼻背放有假体；b, e. 术后 1 个月；c, f. 术后 12 个月

这 3 种自体组织的吸收率存在明显的统计学差异（$P<0.001$）。

这是一项针对上方骨性鼻背吸收率的研究，此处也是亚洲人鼻整形术中最麻烦的位置。用 SMF 包裹的颗粒软骨吸收率最低，卷起来的 SMF 的吸收率最高。这样的结果与以前的报告部分相似或略有不同[11]。

医生之间也一致认为，骶尾部真皮脂肪瓣在术后 1 年和术后 1 年半之间吸收较快。笔者也认为，移植物中含有的软组织越多，吸收率就越高。含有的脂肪越多，吸收率就越高，吸收过程可持续 1 年以上。

- 鼻背部移植的压碎的软骨几乎全部被吸收。
- 颗粒软骨也会被吸收，因此填充效果也不明显，但相对压碎的软骨要好一些。
- 单层 SMF 放置在鼻缝点有助于形成光滑的鼻背曲线。
- 鼻骨上的移植物吸收率很高，软骨上的移植物吸收率相对较低。
- 卷起来的 SMF 在鼻根或下方鼻骨处的长期填充效果为 1~2 mm，因此认为吸收率可超过 50%。
- 同样的位置，卷起来的骶尾部真皮脂肪瓣的填充效果将近 3 mm，因此认为吸收率为 40%~50%。
- 用 SMF 包裹的颗粒软骨的长期填充效果取决于包裹的软骨的量，但是吸收率预计为 30%~40%。

参考文献

1. Cakmak O, Bircan S, Buyuklu F, Tuncer I, Dal T, Ozluoglu LN. Viability of crushed and diced cartilage grafts: a study in rabbits. Arch Facial Plast Surg. 2005;7(1):21–6.
2. Kazikdas KC, Ergur B, Tugyan K, Guneli E, Kaya D, Sahan M. Viability of crushed and diced cartilage grafts wrapped in oxidized regenerated cellulose and esterified hyaluronic acid: an experimental study. Laryngoscope. 2007;117(10):1728–34.
3. Daniel RK. Diced cartilage grafts in rhinoplasty surgery: current techniques and applications. Plast Reconstr Surg. 2008;122(6):1883–91.
4. Daniel RK, Calvert JW. Diced cartilage grafts in rhinoplasty surgery. Plast Reconstr Surg. 2004;113(7):2156–71.
5. Daniel RK. Rhinoplasty: dorsal grafts and the designer dorsum. Clin Plast Surg. 2010;37(2):293–300.
6. Brenner KA, McConnell MP, Evans GRD, Calvert JW. Survival of diced cartilage grafts: an experimental study. Plast Reconstr Surg. 2006;117(1):105–15.
7. Bujía J. Determination of the viability of crushed cartilage grafts: clinical implications for wound healing in nasal surgery. Ann Plast Surg. 1994;32(3):261–5.
8. Endo T, Nakayama Y, Ito Y. Augmentation rhinoplasty [Internet]. Plastic and Reconstructive Surgery. vol. 87; 1991. p 54–9. https://doi. org/10.1097/00006534-199101000-00010.
9. Toriumi DM. Augmentation rhinoplasty with autologous cartilage grafting [Internet]. Asian Facial Cosmetic Surgery. 2007. p. 229–52. https://doi. org/10.1016/b978-1-4160-0290-1.50026-x.
10. Hong S-T, Kim D-W, Yoon E-S, Kim H-Y, Dhong E-S. Superficial mastoid fascia as an accessible donor for various augmentations in Asian rhinoplasty. J Plast Reconstr Aesthet Surg. 2012;65(8):1035–40.
11. Kim H-K, Rhee SC. Augmentation rhinoplasty using a folded "pure" dermal graft [Internet]. J Craniofacial Surg. 2013;24:1758–62. https://doi.org/10.1097/scs.0b013e31828f1b5f.

第8章　亚洲人鼻整形术中鼻尖的控制：鼻尖表现点和鼻尖上区

摘要

– 亚洲人的下外侧软骨脆弱，长度不够，因此单纯调整下外侧软骨来塑造漂亮的鼻尖效果一般。

– 对于很多病例，"三脚架理论"并不适用。在初次鼻整形术中，需要先确定鼻背点和鼻下点，然后据此来确定鼻子的长度。

– 在二次修复病例中，常常需要通过组织松解来调整鼻尖的位置，然后再施行后续步骤。

– 确定鼻尖表现点是亚洲人鼻整形术中的第一步，而确定鼻尖表现点的第一步则是行穹窿间缝合。

– 鼻中隔延伸移植物也有一个不好的方面，就是在鼻支架不稳时，鼻尖容易偏向一侧。同时，在修复手术中，鼻中隔延伸移植物用起来不方便。

– 悬浮型鼻小柱支撑移植物也有自己的不足。由于其不够强壮，所以鼻尖突出的效果不明显。

– 鼻小柱支撑移植物的缝合位置仅限于内侧脚。两侧中间脚的尾侧端缝合会破坏原有的分散角度。

– 在亚洲人鼻整形术中出现的很多鼻尖上区问题，都与假体有关。

– 盾形移植物可以维持双侧下外侧软骨的对称性和中间脚的分散角度，有助于形成鼻尖下小叶角。

– 增高鼻中隔可以为下外侧软骨提供必要的支撑，同时可矫正鞍鼻畸形。

– 高位鼻中隔重建对于预防鼻背移植物吸收导致的鼻尖上区畸形是必需的。从长期来看，由鼻中隔形成的鼻尖上区很少变形。

– 盖板移植物如板条移植物或抑制旋转移植物会导致鼻尖上区突出（鼻尖上区畸形）。

– 在二次鼻整形术中，会发现大量下外侧软骨被破坏或吸收，力量减弱，单纯靠下外侧软骨很难获得稳定的支撑。而外侧脚窃取技术或外侧脚覆盖等方法相对复杂。

亚洲人鼻整形术通常有 3 种目的，包括鼻延长、垫高鼻背和抬高鼻尖。亚洲人鼻整形术还有另外一种分类方法：初次鼻整形术和二次鼻整形术。严格来说，二次鼻整形术具有与初次鼻整形术完全不同的目的。二次鼻整形术中会发现组织挛缩。因此，本章主要讨论常见的概念，但是每节的末尾笔者都会提及二次鼻整形术的一些问题。第 11 章和第 12 章中也会再次讨论挛缩鼻的问题。

对于亚洲人鼻整形术，大部分医生会使用鼻

中隔延伸移植物以延长鼻尖，应用假体来抬高鼻背。大部分情况下，医生在做鼻尖整形术时都会用到缝合技术和各种移植物。在本章中，笔者还会讨论亚洲人鼻整形术中的一些疑难问题或手术目的方面的共识。对亚洲人来说，如果不进行鼻尖整形，则很难取得良好的效果。西方人的鼻尖表现点和软三角清晰，鼻尖表现点有两个明确的高光点（图 8.1）。很多情况下，下外侧软骨从外表就能观察到。然而，亚洲人的下外侧软骨发育差，皮肤厚，所以鼻背只有平滑的曲线，没有鼻尖表现点（图 8.2）。脆弱的下外侧软骨很难做出漂亮的鼻尖。东方（亚洲）人的下外侧软骨外侧脚短小，因此很难遵循"三脚架理论"[1]。同时还需要软骨移植物来加强鼻支架和鼻尖。这就是为什么亚洲人鼻整形术与西方人鼻整形术完全不同的原因，西方人鼻整形术主要是鼻缩小整形。

8.1 鼻尖整形术的步骤

在亚洲人鼻整形术中，第一步是确定理想的鼻背点和鼻下点的位置，这样才能确定鼻子的总长度。换句话说，第一步是根据鼻子开始的位置（黄金点）来确定鼻子的长度。然后再根据组织的弹性来确定鼻尖的高度。最后，从各个角度确定鼻背的高度。如果单纯抬高鼻背，不动员周围组织的话，鼻尖的高度就会受到限制。如果鼻尖用假体顶得太高的话，也会出现问题。在二次鼻修复手术中，与初次鼻整形术有点不一样，鼻尖

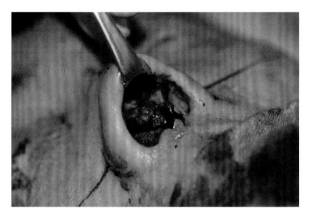

图 8.2 亚洲人的鼻尖发育较差，可看到中间脚和内侧脚发育不良。如果软骨力量较弱，在浅表肌肉腱膜系统（SMAS）下剥离时，可看到脆弱的下外侧软骨

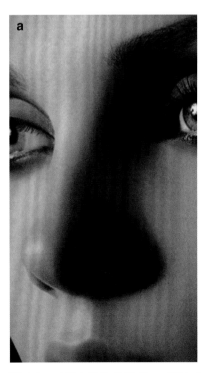
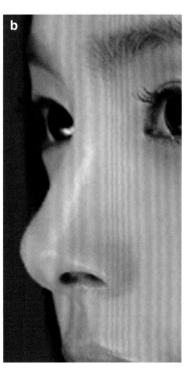
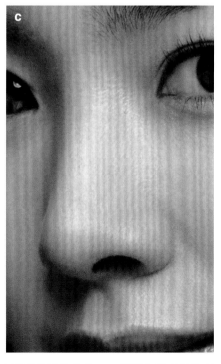

图 8.1 亚洲人鼻尖的特点。a. 西方人，可以看到发育良好的鼻尖；b. 亚洲人发育良好的鼻尖；c. 亚洲人没有鼻尖表现点的漂亮鼻尖

的弹性会降低。鼻尖皮肤软组织松解的程度决定了鼻子最终的长度。

鼻子的形态在解剖学上由各种角度决定：小柱小叶角、鼻尖小叶角、鼻额角。换句话说，在二次鼻修复手术中，首先要考虑鼻尖的位置，然后再施行其他手术。软组织松解的程度决定了鼻子的长度和鼻背的高度。这时，下外侧软骨的调整必不可少。亚洲人的下外侧软骨中间脚发育不足，中间脚和内侧脚形成的角度不明显，因此，这部分需要下一些功夫。

8.2　鼻尖表现点

鼻尖表现点为鼻尖突出最前方的点，是由下外侧软骨中间脚外侧缘形成的高光点，是亚洲人鼻整形术的亮点，也是鼻尖整形术的起点 [2,3]。为了形成明确的鼻尖表现点，需要一定的缝合技术和移植物。如果患者的下外侧软骨弱，单纯缝合技术很难获得理想的鼻尖表现点。鼻尖整形术首先需要在鼻尖小叶的正确位置，对中间脚的尾侧端进行穹窿间缝合 [4]（图 8.3）。

对外侧脚进行过度的跨越缝合会造成夹捏畸形，因为外侧脚和内侧脚之间的角度过小。这种情况下，外鼻孔变形，鼻子生理功能受到影响（造成鼻塞），鼻尖的形态受到破坏。问题是，这同样会破坏软三角的形态，而软三角是鼻尖小叶美容形态必不可少的一部分。下面讲述的是抬高鼻尖表现点的方法。

建立在鼻中隔基础之上的鼻尖抬高

这种方法大部分用的是鼻中隔延伸移植物。当鼻中隔尾侧端的突出度不足时，Dr. Byrd 的鼻中隔延伸移植物会使鼻尖表现点更突出（图8.4）。鼻中隔延伸移植物的类型有 3 种：直接型、板条型和撑开型。对笔者来说，还是喜欢板条型。但是固定在鼻中隔尾侧端中部的鼻中隔延伸移植物还是不稳固。由鼻前棘和鼻中隔后角形

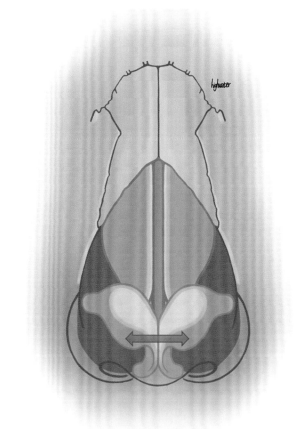

图 8.3　鼻尖表现点：中间脚的内侧膝尾侧端外侧缘之间的距离

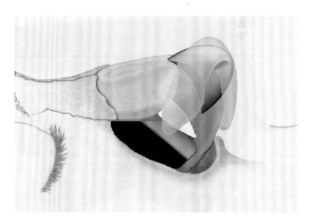

图 8.4　板条型鼻中隔延伸移植物：最常用的移植物类型

成的鼻基底在亚洲人还是较弱。这种方法会导致鼻尖向一侧偏斜。二次鼻整形术时采用这种方法不适合，因为很多患者已经切取了鼻中隔软骨，鼻中隔软骨已不是方形。笔者倾向于使用耳软骨。将重建的鼻中隔前角直接与穹窿间缝合时，

缝线置于中间脚的尾侧部分更好，有利于下一步的鼻尖塑形。脚间的多针缝合可进一步增加稳定性，然而缝合位置应避开内侧脚的尾侧端（图8.5）。这样可维持两侧中间脚内侧膝之间的分散角，同时也可以维持两个外侧脚长轴之间的分散角度。

不依赖于鼻中隔的鼻尖抬高

这种方法的一个代表技术就是利用鼻小柱支撑移植物（有悬浮型和固定型两种）。

- 悬浮型在亚洲人鼻整形术中有一个劣势，其抬高鼻尖的幅度较小，因此效果较差

（图8.6）。

- 固定型也有其劣势，就是需要的软骨较长。

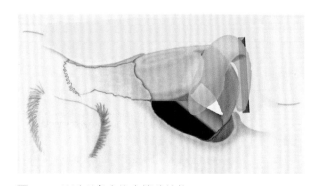

图 8.6　悬浮型鼻小柱支撑移植物

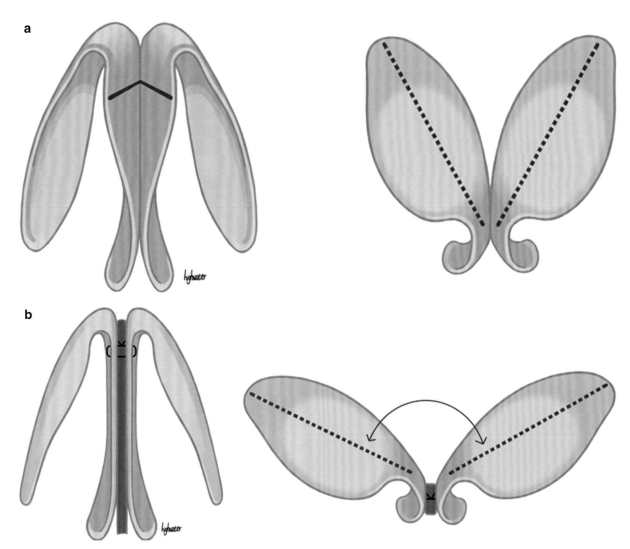

图 8.5　两个分散角：两侧中间脚之间的分散角和两侧外侧脚长轴之间的分散角。a. 理想的形态；b. 中间脚和内侧脚尾侧端之间的缝合会破坏这种漂亮的角度

最大的问题是为了获得坚强的支撑，需要缝合中间脚和内侧脚的尾侧缘，而图 8.5 上方所示的两个分散角则会遭到破坏。当尾侧端缝合在一起时，内侧膝的分散角度就会消失，外侧脚也会向尾侧端旋转。换句话说，就是不容易形成漂亮的鼻尖下小叶或理想的软三角。小柱小叶角是形成漂亮的鼻尖下小叶所必需的，如果内侧膝的分散角度消失，则很难再形成。

- 鼻小柱支撑移植物的缝合应限于内侧脚，通过内侧脚间缝合来修复内侧脚中间部分，效果更好。

8.3　鼻尖上区

定义

很多亚洲男性都希望自己的鼻背挺直，而女性则希望自己的鼻尖表现点至鼻背的过渡区略微凹陷。在文献中，这个位置的突出被认为是鼻尖上区畸形 [5,6]。对于初次鼻整形术患者，此处的畸形是由鼻尖的突出度不足（假性畸形）、鼻中隔尾侧端过度突出、下外侧软骨位置靠上造成的。在二次修复术患者中，这种畸形是由鼻背尾侧过度切除或切除不足或联合部分鼻尖突出度不足造成的 [7,8]。

从鼻尖表现点到鼻尖上区，轻度凹陷的位置靠近直的外侧膝。鼻尖上区由外侧脚的头侧缘和皮下脂肪构成。此位置突出使得外形不好看，但过度凹陷也会引起患者的抱怨。很多情况下，亚洲人鼻整形术引起的鼻尖上区问题都是由假体造成的。

8.4　笔者在初次鼻整形术中形成理想鼻尖上区所用的方法

病例 1：外侧脚畸形伴随错位

这名患者主诉鼻塞，伴有鼻中隔偏曲。术中发现外侧脚的长轴偏向头侧，由于外侧脚的凹陷，导致鼻尖上区明显凹陷。将轻度驼峰锉除后，行外侧脚头侧端切除和外侧脚跨越缝合，然后将外侧脚固定到延伸的鼻中隔上（图 8.7，图 8.8）。

鼻中隔前角需要重建，因为需要用外侧脚跨越缝合将下外侧软骨和鼻中隔固定。将在第 11 章详细讨论鼻中隔 L 形支撑延伸移植物。应用盾形移植物来矫正下垂的鼻尖。

- 盾形移植物可以保持鼻尖和双侧中间脚的对称性，对鼻尖小叶角的形成有帮助。

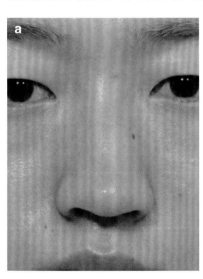
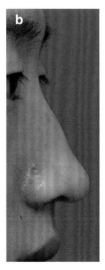
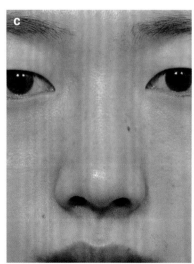
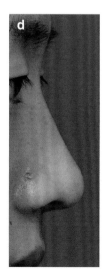

图 8.7　通过外侧脚展平和穹窿间缝合来矫正鼻尖上区凹陷。植入延伸型撑开移植物后，行外侧脚跨越缝合。a, b. 术前；c, d. 术后

– 鼻中隔向前重置可以为下外侧软骨提供必要的支撑，也有助于矫正鞍鼻畸形。

当然，患者的鞍鼻畸形和鼻尖上区凹陷也可通过放置假体进行矫正。然而患者的骨性鼻背不需要抬高。如果皮肤薄，也不适合。同样，患者的鼻中隔偏曲也需要矫正。

病例 2：短的假体和保留鼻尖上区

如果患者想改变男性化鼻子的外形，使鼻子外形更女性化，则需要抬高鼻尖。这时，大多数情况下，术者可以将所有精力放在鼻尖突出度上，在鼻背放置假体进行抬高即可。鼻尖不使用假体是目前亚洲人鼻整形术的共识。很多问题都

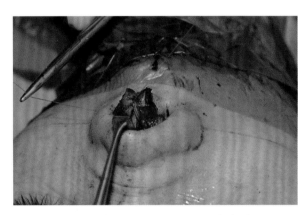

图 8.8 穹窿间缝合的位置在中间脚的头侧部分

是由假体短小造成的。这些问题将在下面的修复病例中进行讨论。在初次鼻整形术中，只使用自体移植物而不使用假体的情况下，由于吸收问题，远期可在鼻尖上区看到明显的凹陷。笔者建议鼻子的下 2/3 尽可能使用自体软骨。

– 由于鼻背移植物存在吸收，而由鼻中隔形成的鼻尖上区远期效果稳定，所以需要增高鼻中隔来预防鼻尖上区的凹陷。

– 盖板移植物（如抑制旋转移植物）可导致鼻尖上区突出。将下外侧软骨固定到鼻中隔上以抬高鼻尖，远期效果会显得鼻尖发硬（图 8.9，图 8.10）。

8.5 笔者在修复病例中恢复鼻尖上区所用的方法

病例 1：与继发性鼻尖下垂相关的鼻尖上区畸形

远期失去鼻尖突出度的支撑是常见的问题。由鼻尖下垂导致假性畸形的原因复杂，其中包括假体与上外侧软骨之间的死腔形成瘢痕（图 8.11）。在复杂的鼻尖抬高操作中，需要额外的移植物或假体调整来修复上外侧软骨平台处的死腔。然而，鼻尖随时间出现下垂的原因比较复

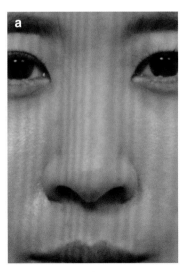
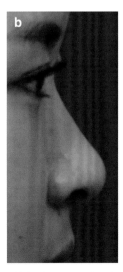
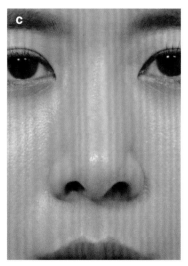
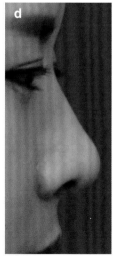

图 8.9 男性的鼻尖上区突出可通过外侧脚的重置来进行矫正。植入延伸型撑开移植物后，行外侧脚跨越缝合。a，b. 术前；c，d. 术后

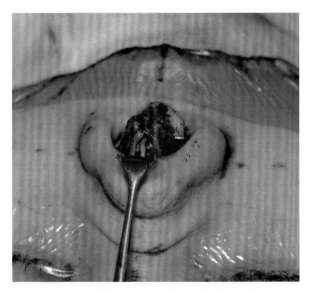

图 8.10　理想的外侧脚位置，鼻尖上区鼻中隔较高

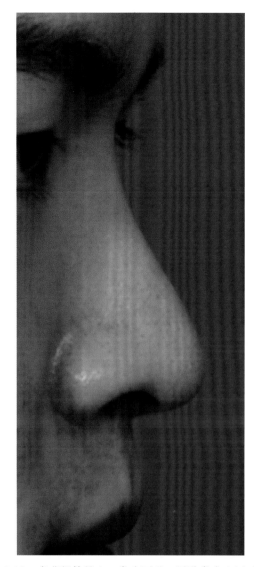

图 8.12　鼻背假体植入，鼻尖下垂，导致鼻尖上区畸形

例使用了长的假体，但鼻尖并没有对假体提供支撑，因此出现了弯曲。

- 在各种矫正鼻尖下垂的方法中，增加下外侧软骨外侧脚稳定性的方法对于二次修复病例不适合。

- 下外侧软骨会出现大量的吸收和破坏，使得支撑力量变弱，单纯调整外侧脚很难获得良好的稳定性（图 8.13）。

- 外侧脚窃取技术或外侧脚支撑移植物也不适合[10]。

- 笔者将外侧脚固定到鼻中隔上时，同时行外侧脚跨越缝合来矫正鼻尖上区，即使

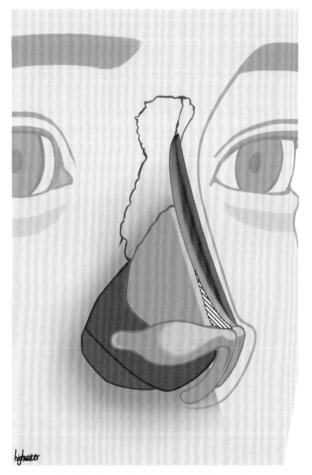

图 8.11　假体与突出的鼻尖下方所形成的死腔

杂，其中包括缝线松动、瘢痕形成、面部表情肌或降鼻中隔肌牵拉等（图 8.12）。然而，大部分的鼻尖下垂与鼻中隔无关[9]。同样，也有一些病

鼻中隔前角也需要重建。这有多方面的原因，其中包括修复手术不能使用假体、需要改善鼻子功能、下外侧软骨无法进行逆时针旋转、需要在鼻背不使用移植物的情况下抬高鼻子的下 2/3。

病例 2：与鼻背假体相关的鼻尖上区畸形

由假体导致的鼻尖上区畸形的原因有多种。常见的是假体包膜引起的鼻尖上区畸形。假体形成包膜又缺乏合适的鼻尖支撑就会导致鼻尖上区

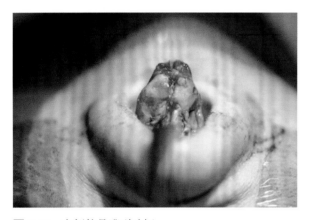

图 8.13　右侧软骨遭到破坏

图 8.14　硅胶假体导致的鼻尖上区畸形。皮肤具有凸度记忆，因此，包膜的边缘需要划开，以便皮肤进行重新分布。a. 术前；b. 术后

畸形。矫正包膜形成的皮肤松弛比较困难，如果包膜的前层不能彻底切除的话，则需要在各个方向上划开包膜，并去除皮肤内的包膜边缘，这样皮肤才可以自然地重新分布（图 8.14，图 8.15）。

病例 3：与自体移植物吸收相关的鼻尖上区凹陷

这种类型的畸形常见于鼻背真皮移植的患者，畸形的程度依真皮吸收的量而定。一般在骨性鼻背移植的真皮吸收得较多（图 8.16）。由于畸形形成的原因无法通过 CT 检查来确定，所以

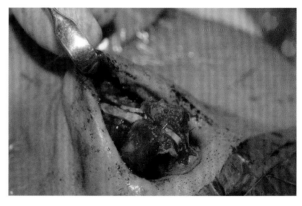

图 8.15　L 形支架重建，以便将下外侧软骨固定到合适的位置

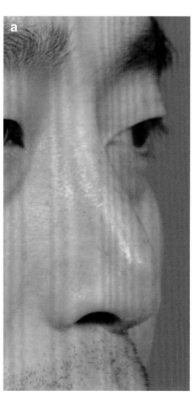

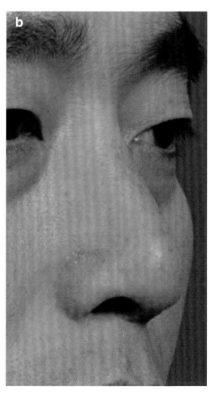

图 8.16　由 SMF 不规则吸收导致的鼻尖上区畸形。a. 侧位观，骨性鼻背的吸收要多于鼻背的下 2/3；b. 由 SMF 导致的鼻尖上区畸形

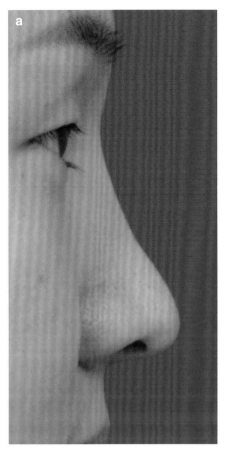
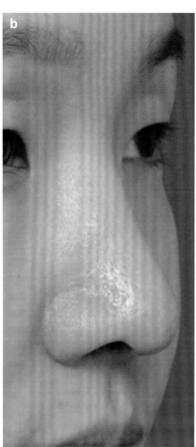

需要在手术当中进行确认。同样，由于真皮移植物会在皮下形成瘢痕，因此需要小心剥离皮下层，以便鼻背皮肤软组织重新分布。

- 不要去除以前使用的所有软骨，尝试重新利用起来。
- 盾形移植物所用的软骨可作为中间脚和内侧脚重新利用起来，没必要扔掉。
- 同样，如果鼻中隔延伸移植物没有什么大问题，可以保留它，重新利用。

参考文献

1. Anderson JR. A reasoned approach to nasal base surgery. Arch Otolaryngol. 1984;110(6):349–58.
2. Toriumi DM. New concepts in nasal tip contouring. Arch Facial Plast Surg. 2006;8(3):156–85.
3. Toriumi DM, Checcone MA. New concepts in nasal tip contouring. Facial Plast Surg Clin North Am. 2009;17(1):55–90, vi.
4. Toriumi DM, Asher SA. Lateral crural repositioning for treatment of cephalic malposition. Facial Plast Surg Clin North Am. 2015;23(1):55–71.
5. Rohrich RJ, Liu JH. Defining the infratip lobule in rhinoplasty: anatomy, pathogenesis of abnormalities, and correction using an algorithmic approach. Plast Reconstr Surg. 2012;130(5):1148–58.
6. Oneal RM, Beil RJ Jr, Schlesinger J. Surgical anatomy of the nose. Otolaryngol Clin N Am. 1999;32(1):145–81.
7. Guyuron B, DeLuca L, Lash R. Supratip deformity: a closer look. Plast Reconstr Surg. 2000;105(3):1140–51; discussion 1152–3.
8. Sieber DA, Rohrich RJ. Finesse in nasal tip refinement. Plast Reconstr Surg. 2017;140(2):277e–86e.
9. Min HJ, Lee SB, Kim KS. A comparative analysis between primary and secondary nasal tip drooping. Ear Nose Throat J. 2019;11:145561319862222.
10. Foda HMT, Kridel RWH. Lateral crural steal and lateral crural overlay [Internet]. Arch Otolaryngol Head Neck Surg. 1999;125:1365. https://doi.org/10.1001/archotol.125.12.1365.

第9章 亚洲人鼻整形术中鼻尖的控制：软三角和鼻翼上沟

摘要

- 软三角不是一个需要重建的结构，而是一个需要保护的结构。

- 由于软三角单纯由软组织构成，因此术中应该减少此处的剥离，并在其下方放置支撑结构进行加强。

- 穹窿下移植物的优势是，在使用少量软骨的情况下，就可获得理想的穹窿角以及维持中间脚的对称性，而且可加强中间脚的稳定性。

- 外侧脚支撑移植物通过调整外侧脚的位置来形成整个下外侧软骨角，因此具有很强的支撑能力。但是，大部分的二次鼻整形患者都需要使用肋软骨。

- 在矫正软三角的手术中，需要皮肤弹性良好，以便移植物起到支撑作用。

- 采用"袖子下拉"技术可动员尽可能多的软三角周围的皮肤。

- 采用"袖子下拉"技术后，需要密切监测皮瓣的血运。使用前列腺素 E1 和高压氧治疗有一定的好处。

- 为了使鼻翼上沟变得明显，需要去除鼻肌横部和部分表情肌（提上唇鼻翼肌和提上唇肌），必要时去除皮下脂肪。

9.1 软三角

定义

传统意义上来说，软三角指的是软组织三角。如果切割宝石的球面，你会得到一个漂亮的表面，软三角是具有这种表面的唯一的鼻结构。就像一个切割良好的宝石才能成为珠宝，鼻子的软三角和鼻尖下小叶一起显示了鼻子的美感（图9.1）。西方人的鼻整形术，由于下外侧软骨发育良好，鼻尖小叶角会靠近中间脚[1]，而且发育良好，如果这些结构保存完好的话，就不会出大问题（图9.2）。然而，在亚洲人鼻整形术中，这个位置的重建比较麻烦，原因有多种。

由于下外侧软骨发育较差，中间脚的各种角度发育不好，再加上表面的皮肤厚，使内部的结构很难表现出来。如果患者鼻尖丰满，会给人年轻活泼的感觉，但我们需要知道怎样才能使软三角表现得更好，以获得完美的效果。

解剖学研究

一项针对软三角的尸体解剖研究揭示了鼻整形手术切口的安全位置。软三角可分为3个区域：下外侧软骨尾侧端的肌肉部分、中间真皮与真皮相贴的部分、鼻孔缘肌肉与真皮交织的部

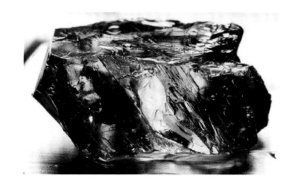
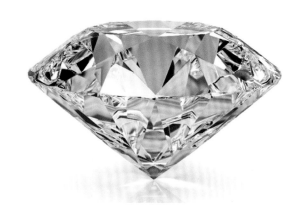

切割平面   软三角

图 9.1 曲面：指的是切割宝石形成的漂亮表面，也可以指软三角

分 [2]。由于软三角部位是身体唯一一处真皮与真皮相贴的部位，各种内因或外因都会引起软三角位置的夹捏畸形。由于亚洲人的软骨发育较差，因此在亚洲人鼻整形术中，即使切口位置正确，也可能发生夹捏畸形。

- 如果假体或移植物大于剥离的腔隙，就会对缝合切口造成张力。

据文献报道，对软三角的保护有几点非常关键。第一，切开位置要准确。第二，需要下外侧软骨的支撑。如果下外侧软骨的支撑力度不足，就需要应用各种移植物，例如鼻翼缘移植物、鼻尖下小叶移植物、外侧脚支撑移植物等。第三，缝合切口时避免张力过大，且需要消除所有的死腔。外侧支撑性包扎也有好处 [3]。亚洲人鼻整形术中还需要利用移植物加强脆弱的中间脚。

尽管东方人软三角的调整不像西方人那么多，但并不是所有的东方患者皮肤都较厚。另一项研究将术后容易发生夹捏畸形的患者分为 3 类：①中间脚窄，无法对尾侧端提供支撑；②软

骨的支撑足够，但软三角的皮肤较长；③软三角没有解剖性问题，但由于下外侧软骨位置靠近头侧端，从而使中间脚的角度变大。

研究者相信，外侧脚的位置靠近头侧端的患者发生夹捏畸形的危险性最高。将中间脚的软骨与下方的鼻前庭皮肤剥离开会在两者之间形成一个腔隙，然后会经历一个创面愈合过程，最后形成瘢痕。另外，他们还会应用填充移植物来进行矫正 [4]。

亚洲人的初次鼻整形术具有同样的问题。由于中间脚支撑较弱，更容易发生夹捏畸形。除了这些，亚洲人鼻修复整形术还要达到下述手术效果：①松解瘢痕；②保护软三角的皮肤，从而能够重新覆盖；③保证软骨的支撑力度。最重要的是，鼻部的皮肤能够很好地重新覆盖，因为一旦形成瘢痕，重建手术就会变得很难。大部分的鼻翼缘移植物并不会影响软三角的改善效果，因此矫正软三角时可同时矫正鼻翼缘退缩。

怎样保护软三角

最重要的是软骨下缘切口要准确，永远不要采用鼻翼缘切口。鼻翼缘切口只在矫正唇裂畸形直接切除软三角时使用（图 9.3）。如果不是修复手术，则禁止对软三角进行剥离，或剥离时要非常保守。

- 很多情况下，软三角不是需要重建的结构，而是需要保护的结构。
- 由于软三角单纯由软组织构成，因此术中应该减少此处的剥离，并在其下方放置支撑结构进行加强。
- 只有在修复手术时才能对软三角进行剥离，但软三角与鼻翼缘之间的软组织应该予以保护。
- 在初次鼻整形术和修复鼻整形术中，应该采用软骨下缘切口。
- 缝合时避免张力过大。

怎样形成一个漂亮的软三角

和其他书中介绍的一样，对中间脚和外侧脚的外侧膝和内侧膝的尾侧端进行支撑非常重要。皮肤充足是关键因素。软三角是一个精细的部位，外形不能太大，也不能太小。

支撑外侧脚的移植物有多种，需要根据软骨的量是否充足来选择合适的手术方法。下面讲的是笔者用来形成漂亮软三角的一些方法。

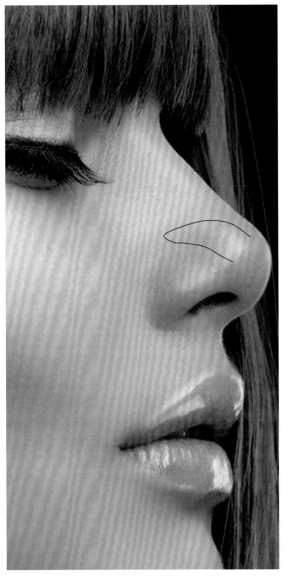

图 9.2　软三角是下外侧软骨中间脚下方独一无二的软组织区域

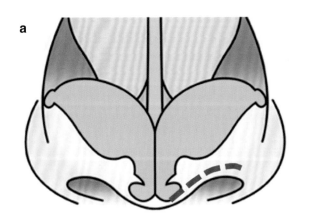
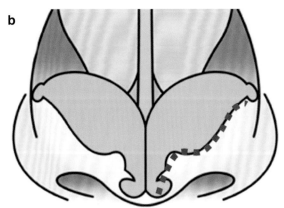

图 9.3　必须采用软骨下缘切口才能保护好软三角，鼻翼缘切口会破坏软三角。a. 鼻翼缘切口；b. 软骨下缘切口

9.2　鼻翼缘移植物[5]

可帮助解决鼻翼缘退缩问题，但对软三角的改善效果不明显（图 9.4）。

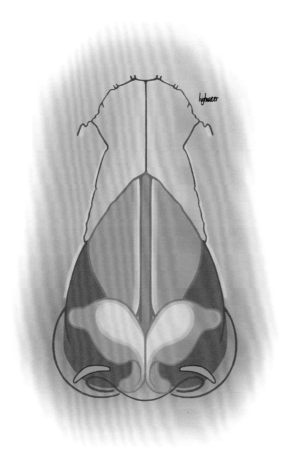

图 9.4　鼻翼缘移植物

9.3　穹窿下移植物

这是一种有用的方法，因为应用少量的软骨就可以获得理想的穹窿角，并能维持双侧中间脚的对称性和稳定性[6,7]。

　　– 笔者喜欢这种方法，因为鼻整形术中能够采集到的软骨量一般有限，除非应用肋软骨。即使在修复手术中，下外侧软骨破坏量较大时也可以使用这种方法。

穹窿下移植物的优点是：应用少量软骨就能

使中间脚的头侧端连在一起，使双侧对称，同时相比板条移植物来说，缝合的针数也少（图 9.5）。

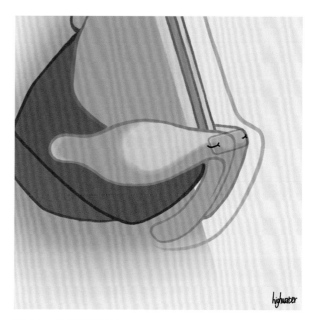

图 9.5　穹窿下移植物

9.4　盾形移植物和帽状移植物

盾形移植物具有良好的支撑作用[8]。采用这种方法，可维护中间脚的分散角，同时还可重建鼻尖下小叶的形态，也可以重建内侧脚的形态和保持双侧下外侧软骨的对称性。为了形成一个稳固的中间脚，可以在鼻翼软骨穹窿上方应用解剖型移植物或帽状移植物来加强中间脚的支撑力量。然而，如果没有鼻中隔尾侧端的支撑，单纯使用这些移植物无法改变鼻尖的突出度，当外侧脚的力量较弱时更不可能达到满意的效果。这些移植物主要用于软三角和鼻尖下小叶的形态重建，而不是抬高鼻尖（图 9.6）。

9.5　中间脚延伸移植物

这种移植物可采用双层耳软骨，如果将双层耳软骨用作鼻小柱支撑移植物或鼻中隔尾侧端延

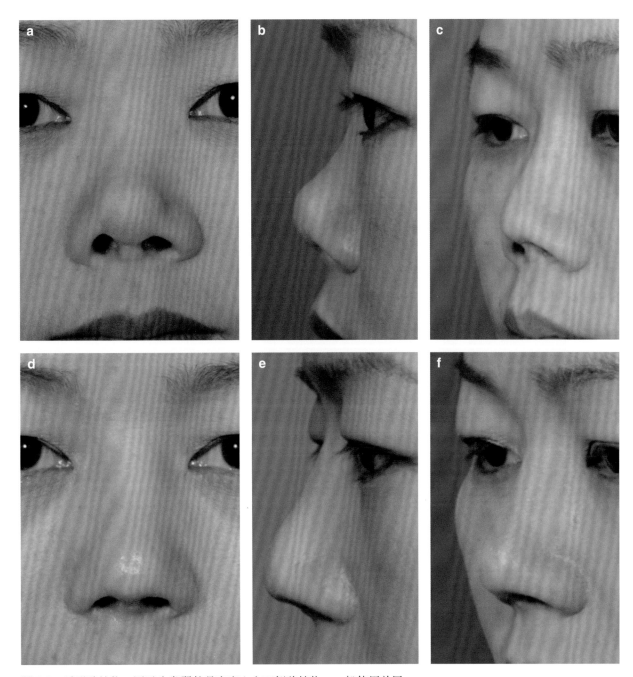

图 9.6　盾形移植物，图示为鼻翼软骨穹窿上方双侧移植物。一般使用单层

伸移植物，可将移植物延伸到中间脚，以便对中间脚进行支撑。这种方法很难使用鼻中隔软骨（图 9.7）。

9.6　鼻中隔延伸移植物

　　鼻中隔延伸移植物也可以调整中间脚与内侧

脚之间的角度 [9]。通过将鼻中隔延伸移植物的尾侧端延长到中间脚的位置可调整鼻尖小叶角。然而，软三角的形态只有在联合其他移植物时才能有所改善（图 9.8）。

外侧脚支撑移植物

　　– 外侧脚支撑移植物是矫正下外侧软骨形状

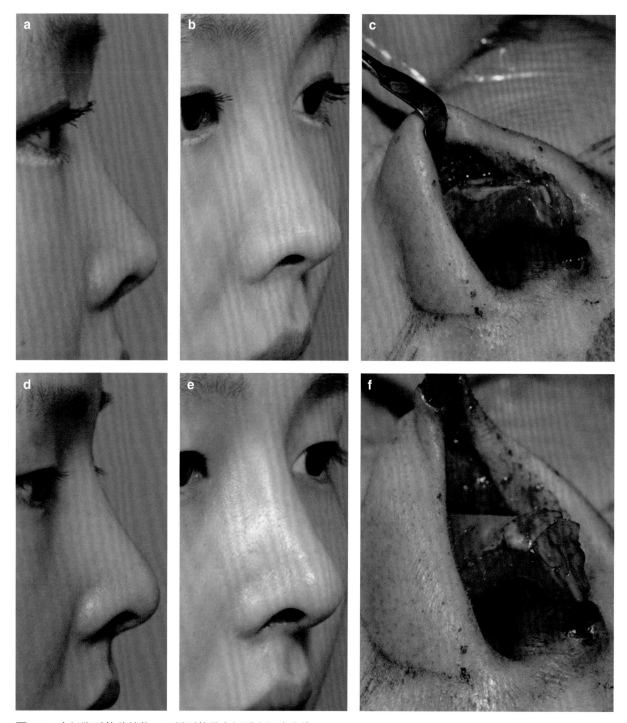

图 9.7 中间脚延伸移植物：双层耳软骨中间露出细小边缘

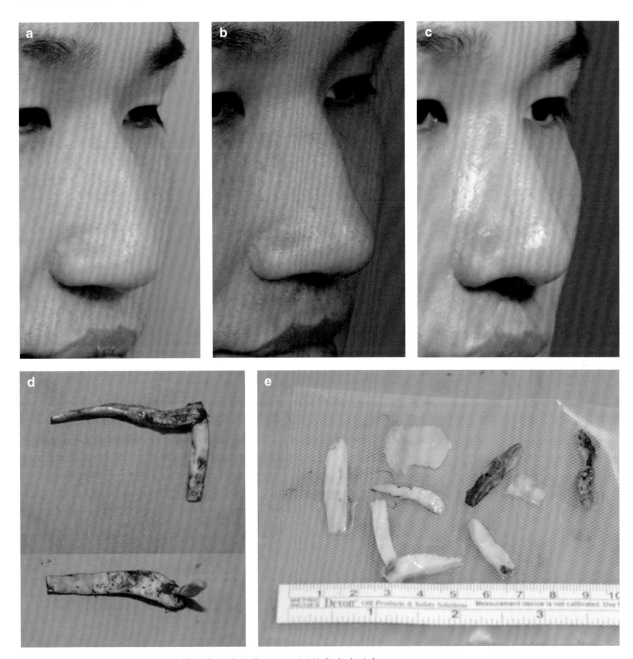

图 9.8　将鼻中隔延伸移植物延伸到中间脚的位置，以调整鼻尖小叶角

的最有力的工具[10]。

因此，可通过调整外侧脚并将整个中间脚向尾侧移动来改变穹窿的角度。同样，这也是一种强有力的矫正鼻翼缘退缩的方法。因此，在亚洲人鼻整形术中常常考虑获取肋软骨。耳软骨由于力量不足，所以不适合使用（图9.9）。

病例1：初次鼻整形患者，中间脚发育差

一名20岁女性患者，由于鼻中隔偏曲、鼻子小而就诊于本院。患者的中间脚发育不全，鼻子的下2/3发育较差。鼻尖按压时柔软。除了结构性移植物（如鼻中隔尾侧端延伸移植物）外，还使用了盾形移植物和中间脚延伸移植物（图9.10）。

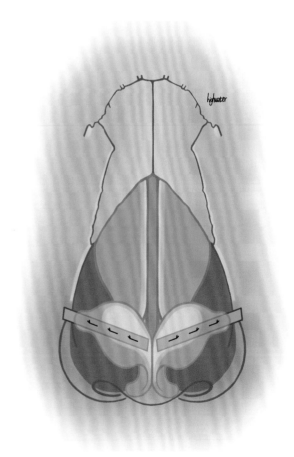

图9.9　外侧脚支撑移植物

病例2：初次鼻整形患者，中间脚扭曲

一名19岁女性患者，由于鼻中隔偏曲、轻度驼峰而就诊。术中使用了耳甲艇软骨和SMF来抬高扭曲的中间脚和发育较差的内侧脚。首先在结构性支架上使用了鼻中隔延伸移植物，然后在鼻尖使用了耳软骨中间脚延伸移植物和盾形移植物。最后将SMF用作盖板移植物。2年之后，大部分的SMF被吸收，但整体的鼻形没有被破坏（图9.11，图9.12）。

9.7　与皮肤相关的问题

– 在矫正软三角的手术中，需要皮肤弹性良好，才能完成上述初次鼻整形的各种技术。

在二次鼻整形术中，会遇到瘢痕的问题及被破坏的下外侧软骨。笔者将肋软骨作为最后的选择，最主要的原因是考虑到鼻尖的硬度。当然了，笔者也喜欢使用肋软骨。然而，肋软骨的选择需要根据：①患者的喜好；②鼻中隔支架的损坏或缺如情况；③耳甲软骨是否缺如。当鼻中隔需要应用软骨重建或需要长的鼻中隔延伸移植物时，肋软骨是最佳供区。然而，所有这些手术操作都取决于皮肤软组织的松解和弹性情况。因此，在二次鼻整形术中，软三角的矫正会更难。

9.8　怎样动员皮肤软组织："袖子下拉"技术

– 笔者使用"袖子下拉"技术来动员尽可能多的软三角周围的皮肤软组织。换句话说，这是一种皮下剥离、强力下拉皮肤软组织的技术。当然，单纯皮下剥离是不够的，还需要皮下划痕松解或松解软三角或鼻翼缘的头侧部分。操作时使用电刀或15号刀片。

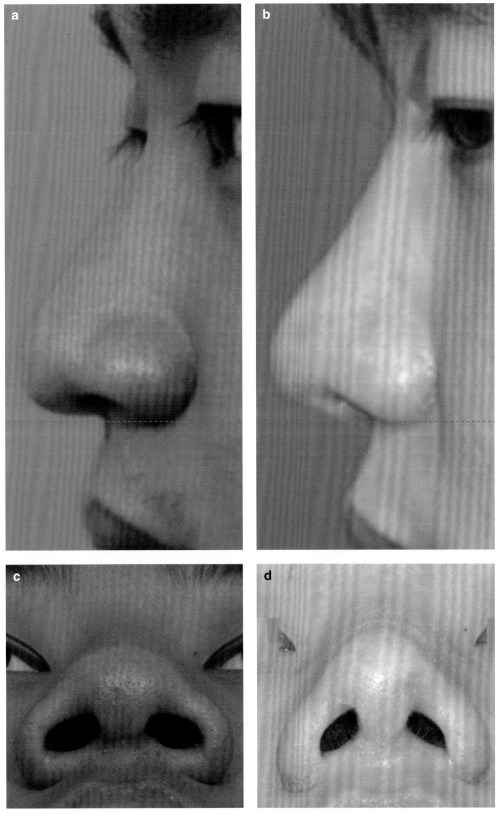

图 9.10　患者中间脚发育差，初次鼻整形术：应用中间脚延伸移植物和盾形移植物重建中间脚。a. 术前；b. 移植物放置前；c. 术后；d. 切口缝合前

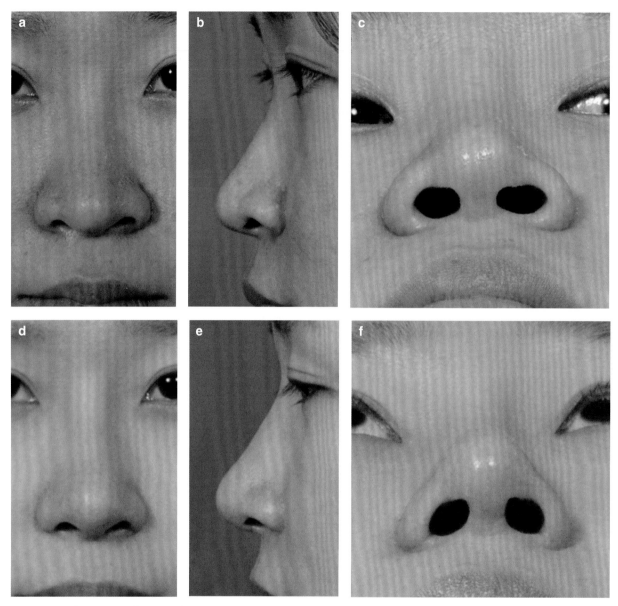

图 9.11　患者中间脚扭曲，初次鼻整形术：使用鼻中隔 L 形支撑延伸移植物、盾形移植物、由 SMF 制作的盖板移植物。a, b. 术中放置移植物前；c. 鼻中隔 L 形延伸移植物；d. 鼻尖盖板移植物；e, f. 术后照片

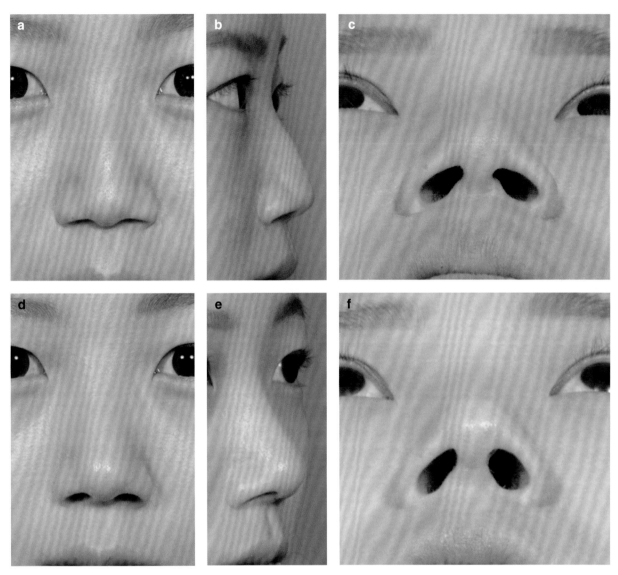

图 9.12　患者中间脚扭曲，初次鼻整形术。a~c. 术前；d~f. 术后

病例 1：初次鼻整形患者，左侧软三角夹捏畸形，单侧下外侧软骨发育不良

患者术前左侧下外侧软骨发育不良，左侧软三角夹捏畸形。应用板条移植物重建左侧下外侧软骨（解剖性重建）。穹窿下移植物和盾形移植物移植时不用动员太多的皮肤软组织。切开软三角的边缘，将鼻前庭皮肤从鼻孔内拉出。这种技术就像拉长袖子（"袖子下拉"技术）。即刻就可看到效果，为了维持这种外形，缝合时需要无张力（图 9.13）。

病例 2：二次修复患者，皮肤软组织缺如

一名 24 岁女性患者，分别应用硅胶假体和 Medpore 假体做过 2 次鼻整形手术。来本院就诊前 2 年，鼻子内的所有假体材料都已经被取出。两侧软三角呈现夹捏畸形，伴有鼻中隔塌陷。应用耳甲艇软骨和耳甲腔软骨做成鼻中隔 L 形支撑延伸移植物，在鼻尖和鼻背植入 SMF。术后 2 年软三角外形改善。

很难将所有硬的瘢痕都切除。如图 9.15 所示，"袖子下拉"技术会导致暂时性组织缺血，因此需要观察切开边缘的出血情况，尽可能地保留皮下血管网（图 9.14，图 9.15）。

– "袖子下拉"后，需要密切关注鼻尖皮瓣的血运情况。可应用前列腺素 E1 和高压氧进行治疗。

9.9　怎样缩小软三角

在矫正唇裂鼻畸形时，为了缩小两侧软组织和鼻孔的距离，需要沿鼻翼缘切开，或直接切除鼻前庭皮肤。最可靠的方法是尽可能地切除穹窿下皮肤，这样缝合时，软三角的皮肤可直接进入鼻前庭中，软三角就会缩小[11]。关键是不要直接切除软三角。安全的方法是采用鼻翼缘切口切除穹窿下的皮肤（尽可能多切），这样会在鼻翼缘切口和下一步的软骨下缘切口之间会留下一个创面（图 9.16）。

– 先行鼻翼缘切口，然后再行软骨下缘切口。最后去除两个切口之间的皮肤。

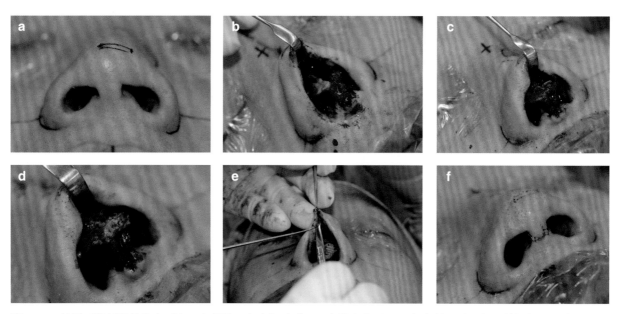

图 9.13　单侧下外侧软骨发育不良，左侧软三角夹捏畸形。a. 术前鼻底观；b. 术中所见（左侧下外侧软骨发育不良，中间脚和内侧脚同样发育欠佳）；c. 左侧下外侧软骨板条移植物（解剖性重建）；d. 通过穹窿移植物（帽状移植物）进一步加强发育较差的中间脚；e. 放置一个短的盾形移植物后，行"袖子下拉"技术；f. 缝合后即刻

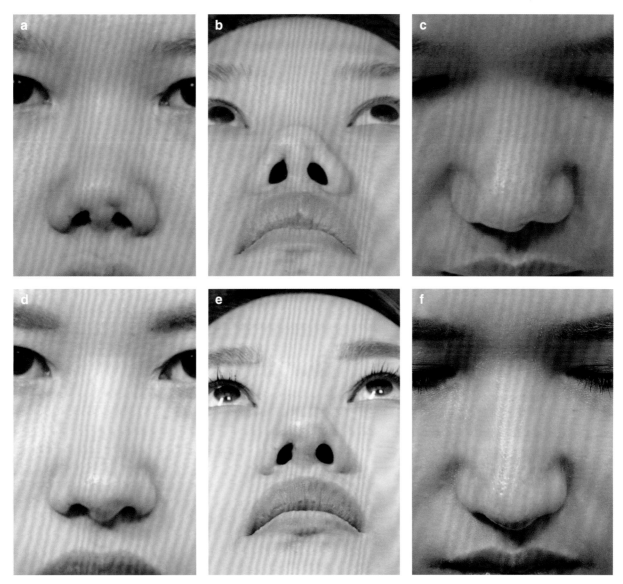

图 9.14　鼻假体取出后，软三角出现畸形。a~c. 术前；d~f. 术后远期效果

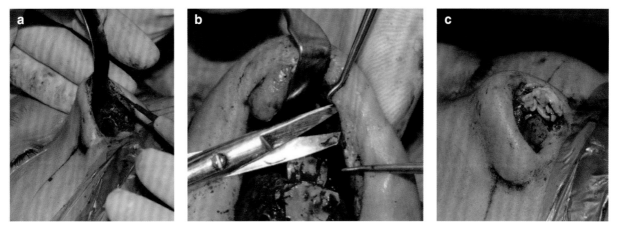

图 9.15　"袖子下拉"技术。a. 应用尖头电刀；b. 应用锐利剥离剪；c. "袖子下拉"技术后，可获得一定量的软组织

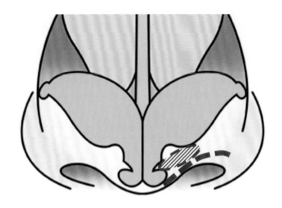

图 9.16 去除穹窿下的皮肤以缩小软三角，这样会在鼻翼缘切口与软骨下缘切口之间留下一个创面

9.10 鼻翼上沟

西方人鼻整形术很少涉及这个区域，然而对于皮肤软组织较厚的亚洲男性，这个位置的形态应该予以考虑。鼻翼上沟是鼻尖上区到鼻翼沟的一个平滑过渡。这个沟隐隐约约从鼻尖开始，然后逐渐变明显，最终止于鼻翼沟。下外侧软骨外侧脚的形态取决于向头侧端旋转的幅度，但鼻翼上沟一般位于外侧脚的尾侧端（图 9.17）。这条沟与深部的提上唇鼻翼肌有交叉，而提上唇鼻翼肌位于前庭鼻孔张肌和前鼻孔张肌的垂直纤维之间。

因此可采用如下几种方法使鼻翼上沟变得明显。

- 通过头侧端切除来减少外侧脚软骨的体积。
- 减小外侧脚的突出度，使外侧脚变平。
- 去除此位置的软组织。

怎样减轻鼻尖的球形外观，形成明显的鼻翼上沟

有一种方法是在剥离皮瓣时，直接去除鼻肌

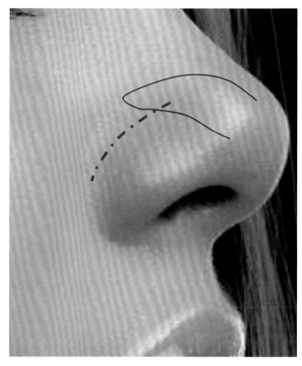

图 9.17 鼻翼上沟位于下外侧软骨的尾侧端

横部及其鼻翼部分。这样一些表情肌（部分提上唇鼻翼肌和提上唇肌）也会被去除，如有必要，还要去除皮下脂肪。当然，也有必要在鼻翼上方缝合一针，或在此处加压包扎，以消灭死腔。在皮瓣剥离时要小心，应时刻观察局部血运。

病例分析：减轻鼻尖的球形外观，形成鼻翼上沟

一名男性患者鼻头呈圆括号畸形（图9.18），另一名男性患者鼻尖皮肤厚，两人都施行了软组织去除术。当鼻翼上沟表现得不明显时，直接切除皮下软组织可以减轻球形畸形（图9.19，图9.20）。但是小心不要将皮瓣剥离得太薄，包扎时注意不要压迫皮肤。

图 9.18 球形鼻尖呈圆括号畸形，鼻翼上沟的再造。a, b. 术前和术后正位观；c~d. 术前和术后俯位观

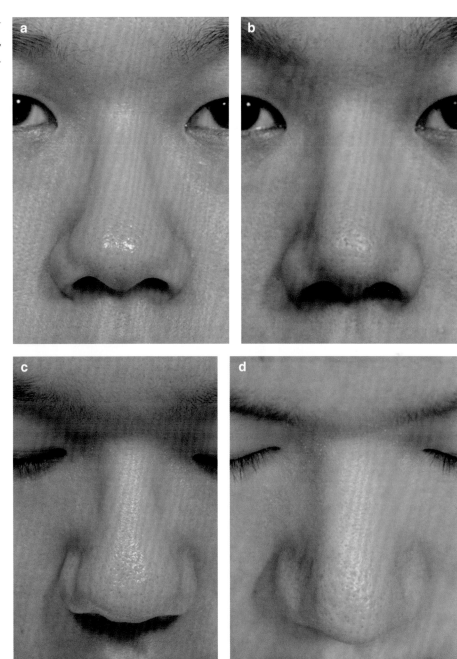

图 9.19　球形鼻尖皮肤较厚，鼻翼上沟再造。a. 术前；b. 术后

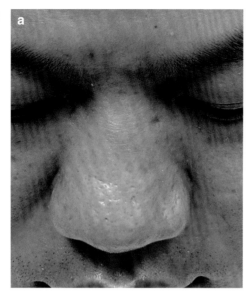
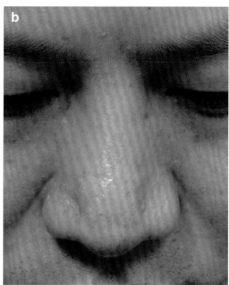

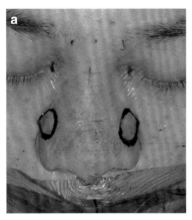
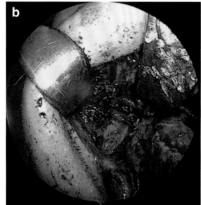
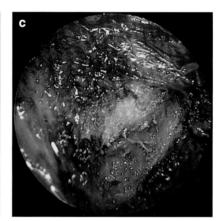

图 9.20　去除皮肤组织和部分肌肉再造鼻翼上沟。a. 术前设计去除提上唇鼻翼肌和提上唇肌；b. 肌肉的剥离和去除；c. 去除皮下脂肪后暴露真皮层

参考文献

1. Toriumi DM. New concepts in nasal tip contouring. Arch Facial Plast Surg. 2006;8(3):156–85.

2. Ali-Salaam P, Kashgarian M, Persing J. The soft triangle revisited. Plast Reconstr Surg. 2002;110(1):14–6.

3. Campbell CF, Pezeshk RA, Basci DS, Scheuer JF, Sieber DA, Rohrich RJ. Preventing soft-tissue triangle collapse in modern rhinoplasty. Plast Reconstr Surg. 2017;140(1):33e–42e.

4. Kayabasoglu G, Nacar A. The soft triangle: an often neglected area in rhinoplasty. Aesthet Plast Surg. 2015;39(5):659–66.

5. Fomon S, Bell JW, Berger EL, Goldman IB, Neivert H, Schattner A. New approach to ventral deflections of the nasal septum [Internet]. Arch Otolaryngol Head Neck Surg. 1951;54:356 66. https://doi.org/10.1001/archotol.1951.03750100018003.

6. Guyuron B, Poggi JT, Michelow BJ. The subdomal graft. Plast Reconstr Surg. 2004;113(3):1037–40; discussion 1041–3.

7. Guyuron B. Rhinoplasty: expert consult premium edition—enhanced online features and print. Elsevier Health Sciences; 2012. 468 p.

8. Sheen JH. Finesse in rhinoplasty. In: Symposium on corrective rhinoplasty. CV Mosby; 1976. p. 263.

9. Byrd HS, Andochick S, Copit S, Walton KG. Septal extension grafts: a method of controlling tip projection shape. Plast Reconstr Surg. 1997;100(4):999–1010.

10. Gunter JP, Friedman RM. Lateral crural strut graft: technique and clinical applications in rhinoplasty. Plast Reconstr Surg. 1997;99(4):943–52; discussion 953–5.

11. Guyuron B, Ghavami A, Wishnek SM. Components of the short nostril. Plast Reconstr Surg. 2005;116(5):1517–24.

第 10 章　亚洲人鼻整形术中鼻尖的控制：鼻尖下小叶，鼻翼－鼻小柱关系

摘要

- 与西方人的分类不同，亚洲人的中间脚畸形可分为中间脚扭曲、中间脚发育不良、中间脚双侧不对称、混合型以及修复病例。
- 如果鼻尖下小叶的形态无法通过中间脚内侧膝头侧端的穹窿间缝合得到改善，那么可通过垫片移植物或小叶移植物来达到轻微前凸的效果。
- 大多数的亚洲人鼻整形术聚焦于沿着鼻中隔长轴的中央部分，而外侧部分包括鼻翼则很少得到关注。
- 过度的鼻尖延长会同时造成鼻小柱下垂和鼻翼缘退缩。
- 鼻尖表现点的形态不佳会破坏整个鼻翼－鼻小柱关系。
- 如果不使用肋软骨，在鼻子延长、鼻背抬高后，剩下的软骨就无法满足外侧部分的调整。
- 通过外侧脚跨越缝合来调整外侧脚的位置时，即使外侧脚发育较差，也可矫正鼻翼缘退缩畸形。如果无法将外侧脚固定到鼻中隔上，可通过鼻翼撑开移植物或外侧脚跨越移植物来调整外侧脚的位置。
- 调整鼻翼缘退缩最有效的方法是利用外侧脚支撑移植物。
- 切除鼻翼脚对鼻翼沟的提升没有帮助。
- 直接提升鼻翼的方法包括切除鼻前庭组织或剥离鼻翼降肌。直接切除鼻前庭组织更有效。
- 在鼻修复手术中，笔者使用肋软骨制作外侧脚支撑移植物，此时需要将下外侧软骨与下方的黏膜完全剥离开来。

10.1　鼻尖下小叶

定义

鼻尖下小叶是指中间脚形成的组织前突，位于鼻尖表现点的下方。鼻尖下小叶向下连接小柱小叶角，再向下为鼻基底。当从侧面观察时，鼻尖下小叶是一个重要的结构，影响整个鼻子的形态。鼻尖表现点和中间脚下半部分正常的分散角是形成鼻尖下小叶的必要因素（图 10.1）。

解剖学研究

当两侧中间脚内侧膝的头侧端靠在一起，中间脚的尾侧端就会适当地分开，从而在鼻尖和鼻小柱转折之间形成轻微突出。内侧膝的头侧端也是穹窿间缝合的理想位置。中间脚内侧膝和外侧

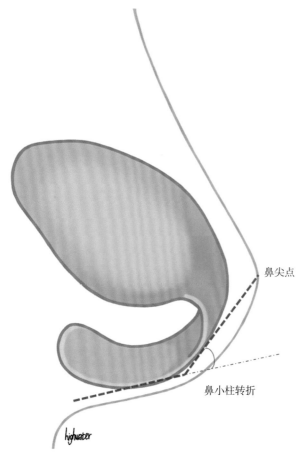

膝之间的过渡部分是穹窿。鼻尖下小叶开始于中间脚的内侧膝，止于内侧脚。鼻尖下小叶的体积可通过左右两侧中间脚的内侧膝之间的角度进行调整。当中间脚的尾侧端缝合在一起时，鼻尖下小叶的自然角度就会消失。因此，需要应用适当的盾形移植物将中间脚分开（图 10.2）。

理想的鼻形，鼻孔尖端对应着鼻尖下小叶的中点。导致鼻尖下小叶形态异常的原因有多种，相应的矫正方法也有多种[1]。

对于亚洲人的鼻子，笔者还从未发现患者的中间脚太宽或太长。因此，应该对中间脚畸形进行不同的分类。笔者将引起畸形的内因分为3种。应当注意到，对于中间脚发育较差的患者，外侧脚和内侧脚的发育也会较差。因此，将中间脚畸形分为5种是正确的（图 10.3）。

– 中间脚扭曲。

– 中间脚发育不良。

– 中间脚双侧不对称。

– 混合型。

– 修复病例。

将修复病例单独列出的原因是其表现出与初

图 10.1 小柱小叶角是鼻小柱转折至鼻尖点的角度

图 10.2 理想的中间脚：鼻尖下小叶为中间脚内侧膝至中间脚 – 内侧脚交界处之间的部分。为了维持鼻尖下小叶的体积，可应用垫片移植物保护中间脚水平方向的分散角。而鼻小柱支撑移植物会破坏这种分散角

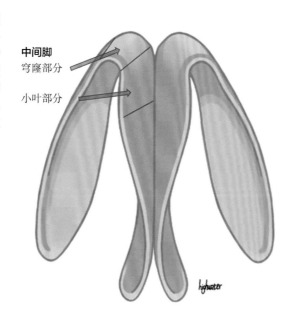

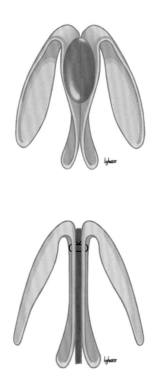

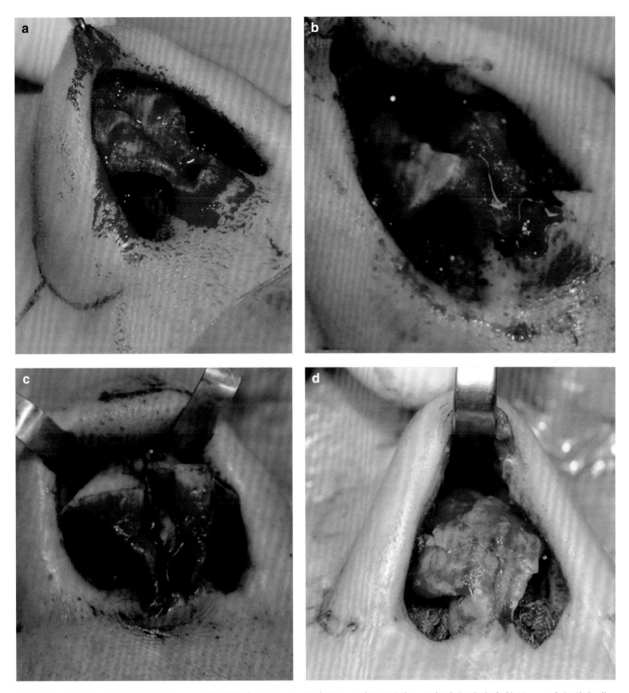

图 10.3　亚洲人中间脚的分类。a. 中间脚发育不良；b. 混合型，双侧不对称，左侧中间脚发育较差；c. 中间脚扭曲；d. 修复病例

始病例不一样的特征。修复病例的鼻翼－鼻小柱不协调问题需要另外的手术，需要很多的软骨移植物。下面讲述的类型和手术方法都是基于初次鼻整形术。由于鼻修复常常需要重建整个鼻尖，因此需要充分的分析和准备大量的软骨材料。

怎样形成一个漂亮的鼻尖下小叶

如果鼻尖下小叶的形态无法通过上述的内侧膝头侧端的穹窿间缝合得到改善，那么可应用垫片移植物和小叶移植物。

10.2 垫片移植物

在中间脚和内侧脚之间放置垫片移植物，将内侧膝适当分开。盾形移植物具有这种作用，可被用作垫片移植物（图 10.2）。

10.3 小叶移植物

为了形成鼻尖下小叶的突出度，可采用各种组织移植物。通常情况下，可使用 1~2 层真皮组织，或在缝合切口前，将游离移植物放置到皮下腔隙中（图 10.4）。

10.4 鼻翼 – 鼻小柱关系

定义

侧面观，鼻孔的尖端应位于鼻尖表现点和鼻小柱转折之间的中点。理想的鼻小柱突出于鼻翼前 2 mm，据此可将鼻翼和鼻小柱的关系分为悬垂型和后缩型[2]（图 10.5）。后缩型需要移植物

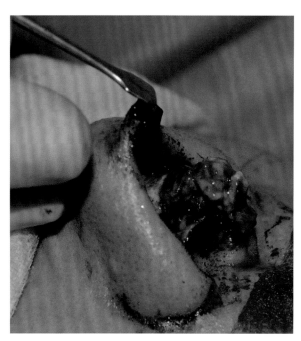

图 10.4　应用 SMF 残片制成小叶移植物

填充，悬垂型根据鼻翼鼻小柱的情况可选择切除或填充移植物（图 10.6）。

导致鼻翼 – 鼻小柱关系不协调的原因

在亚洲人鼻整形术中，导致鼻翼 – 鼻小柱关系不协调的原因比较复杂。鼻尖抬高、鼻子延长主要针对的是鼻子的中央部分，鼻翼的手术主要针对的是鼻子的外侧部分。

- 大多数亚洲人鼻整形术聚焦于沿着鼻中隔长轴的中央部分，而外侧部分则很少得到关注。
- 过度的鼻子延长会同时造成鼻小柱下垂和鼻翼缘退缩。
- 鼻尖表现点的形态不佳会破坏整个鼻翼 – 鼻小柱关系。
- 下外侧软骨水平方向的静息角度也会影响鼻翼缘整体的外形。

病例分析 1

一名 20 岁的女性患者，由于鼻中隔偏曲和鼻子短小就诊于本院。鼻中隔偏曲笔者采用了摆动门技术进行矫正，同时放置了由耳甲软骨制成的鼻中隔延伸移植物。鼻根植入厚 3.5 mm 的硅胶假体，如图 10.7 所示，鼻子中央部分得到延长，鼻背抬高，但是外侧部分没有延长。术后患者倒没有抱怨什么，但是鼻翼缘退缩明显，鼻小柱的突出程度大于 2 mm。

- 术中软骨的量不够，而鼻子外侧部分的调整需要硬的条状软骨，但手术计划中并不包含切取肋软骨。

病例分析 2

一名 50 岁男性患者，由于鼻翼缘退缩而就诊于本院。患者不想做任何其他鼻整形，因此只采用了将耳甲腔复合组织瓣移植到鼻前庭来改善鼻翼缘退缩（图 10.8）。

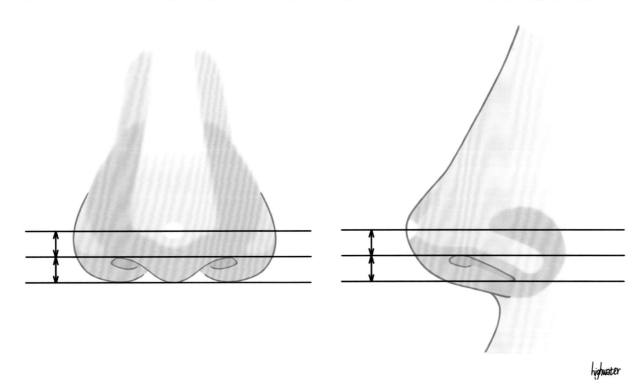

图 10.5　理想的鼻翼缘位于小柱小叶角至鼻尖表现点之间的中点

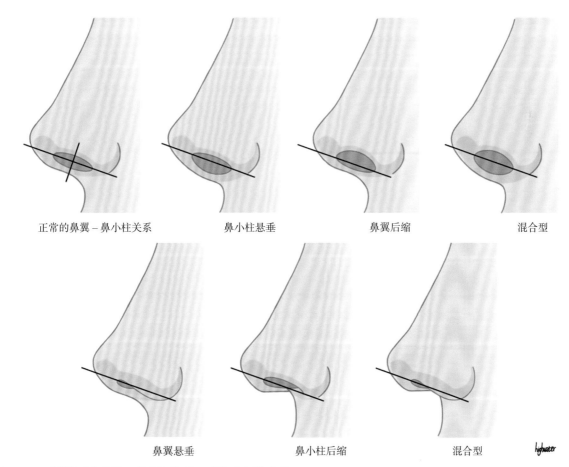

图 10.6　不同类型的鼻翼－鼻小柱关系：后缩型和悬垂型

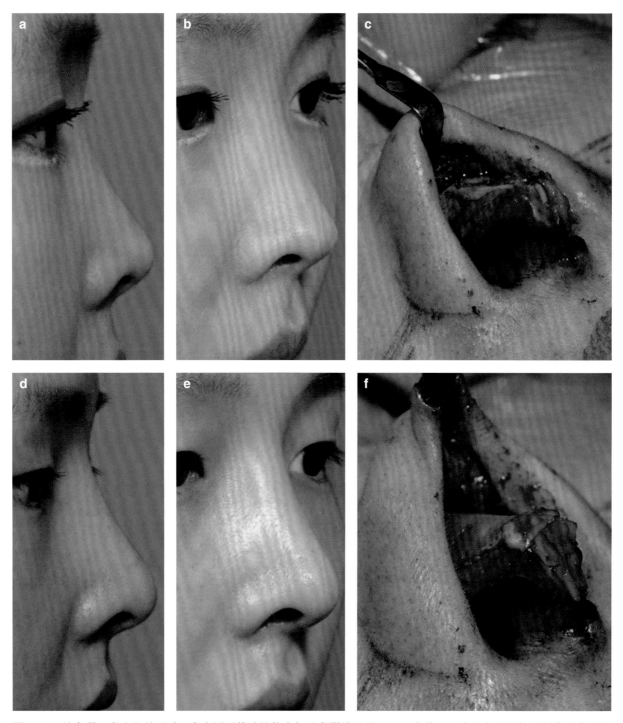

图 10.7 从鼻翼 – 鼻小柱关系看，鼻中隔延伸移植物会加重鼻翼缘退缩。a, b. 术前；c. 放置由耳甲软骨制作的鼻中隔延伸移植物后；d, e. 术后；f. 切口缝合前，放置硅胶假体和盾形移植物

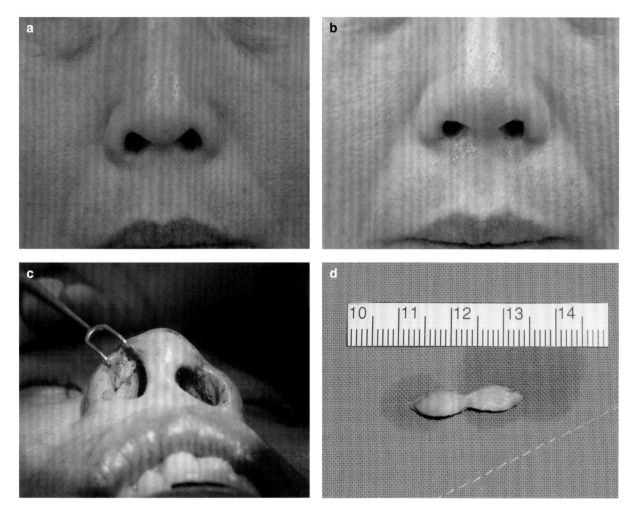

图 10.8　复合组织瓣移植矫正鼻翼缘退缩。a. 术前正位观；b. 术后正位观；c. 术中鼻底观；d. 从右侧耳后切取的复合组织瓣

鼻子中央部分和外侧部分的不协调

如上述两个病例所见，鼻翼－鼻小柱关系的改善不能单靠术前的判断。鼻子延长后，往往需要调整鼻翼－鼻小柱关系。当将鼻子延长后，包括鼻尖抬高、鼻中隔尾侧端延伸，就需要考虑上外侧软骨和下外侧软骨的外侧部分。在病例 1 中，由于下外侧软骨发育较差，因此需要使用外侧脚支撑移植物。这种情况需要使用肋软骨，但患者拒绝使用肋软骨。不像二次鼻修复手术，在初次亚洲人鼻整形术中，应用肋软骨还是有很多限制的。

鼻子外侧部分延伸的策略

在初次鼻整形术中，由于采集的大部分软骨都用于鼻子的中央部分，因此用于鼻子外侧部分的软骨就会受限。相应地可以采取下述方法。

10.5　应用外侧脚跨越缝合降低下外侧软骨

单纯两侧下外侧软骨之间跨越缝合并不会影响下外侧软骨的位置。缝合时必须穿过鼻中隔才能将下外侧软骨下降到理想的位置。外侧脚跨越缝合不仅可以减轻鼻尖的球形外观，而且也可调整下外侧软骨的位置。如果跨越缝合时下外侧软骨外侧脚头侧端不能与鼻中隔软骨固定到一起，这种方法就不能降低整个下外侧软骨复合体（图 10.9）。此方法并不能使下外侧软骨降低得那么明

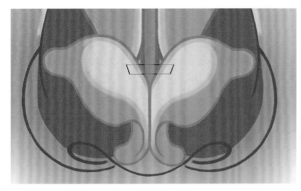

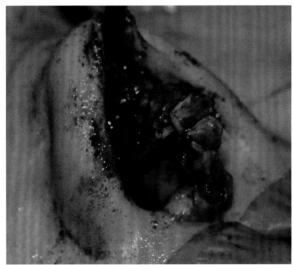

图 10.9　单纯外侧脚跨越缝合并不能使下外侧软骨降低得那么明显。不建议像照片中那样在鼻子的中央部位堆积那么多的移植物

显，但笔者认为肯定也不会使鼻翼缘退缩加重。

10.6　鼻翼板条移植物：鼻翼延伸移植物

紧挨下外侧软骨尾侧缘放置板条移植物可以将鼻孔向下拉 [3,4]。在下外侧软骨和上外侧软骨之间的卷轴区放置板条移植物也可以将整个下外侧软骨下移。这种方法最初是为了矫正内鼻阀塌陷而设计的 [5,6]。笔者不喜欢这种方法，因为所用的软骨量太多。如果手术主要针对鼻子的外侧部分，你可以试一试。笔者之所以不用这种方法，还有一个稳定性的问题。另外，退缩的鼻翼缘也并不像想象的那样下降得那么多。

10.7　鼻翼缘退缩的掩盖技术

上述鼻翼缘移植物和鼻腔衬里复合移植物在不改变下外侧软骨位置的情况下可改善鼻翼缘退缩，因此可用来矫正轻微的鼻翼缘退缩（图 10.8）。

10.8　外侧脚支撑移植物

下移下外侧软骨的最有效的方法是使用外侧脚支撑移植物，这种方法文献已报道很长时间了 [7]。在二次鼻修复手术中，可应用肋软骨制作这种移植物。根据放置的位置，又可称为鼻翼轮廓移植物 [8]。然而在亚洲人鼻整形术中，优先矫正的是鼻子的中央部分，常常导致最后由于软骨缺乏而无法施行这种技术。应用耳软骨的话，也不容易将耳软骨放置到外侧的腔隙中。

怎样动员皮肤软组织罩："袖子下拉"技术

－笔者使用"袖子下拉"技术来动员鼻翼缘周围的皮肤软组织罩。

换句话说，这是一种通过皮下剥离、强力下拉来延长皮肤软组织罩长度的方法。如果下拉幅度有限，可采用皮下划痕方法或继续剥离，操作时采用电刀或 15 号刀片。这种方法与第 9 章中描述的一样。

提升鼻翼脚的策略：鼻翼提升

鼻翼脚切除（鼻槛和外侧鼻翼基底切除）常常导致鼻翼下垂更明显，同时造成鼻尖降低 [9]。

尽管鼻翼脚切除后鼻翼扩张可得到改善，但鼻翼脚的垂直位置并没有变化（图 10.10）。因此，除了切除鼻翼脚外，也要切除一部分鼻前庭的皮肤，然后缝合。手术方法有多种，但笔者倾向于鼻翼内侧鼻槛前庭皮肤的垂直楔形切除，这样可减少鼻腔内衬里。即使鼻翼脚没有得到垂直提升，切除外侧鼻前庭部分也不会影响鼻翼的位

图 10.10　鼻翼脚切除并不能改善鼻翼下垂。a, c. 术前；b, d. 术后。尽管鼻翼扩张得到改善，但鼻翼脚的垂直位置并没有发生变化

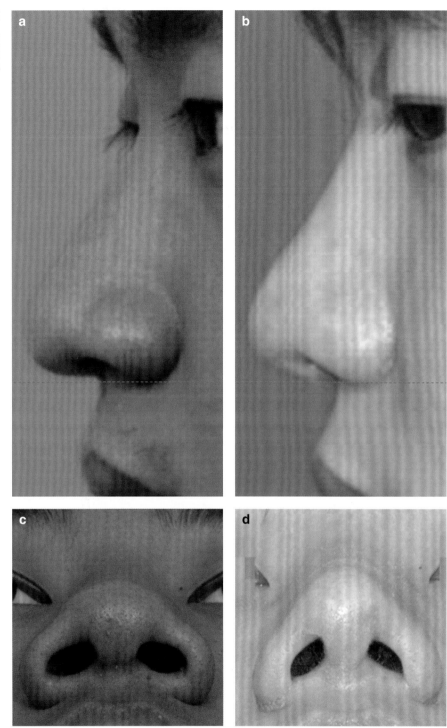

置。外侧鼻槛剥离后可直接进行鼻翼提肌折叠[10]。

尽管在第 9 章中已经描述了鼻翼上沟的调整技术，但笔者认为将鼻翼附近的表情肌切断后鼻翼的垂直位置也会发生改变。将鼻前庭皮肤切除后，将基底创面折叠，可将鼻翼脚提升 2 mm，这种方法更简单。然而，与鼻子中央部分相比，外侧部分受面部表情肌的影响更大，因此肌肉的修复效果有限，只有当鼻前庭衬里切除后，效果才会更明显。

病例分析

一名 32 岁女性患者，由于鼻中隔偏曲、鼻

尖较低、鼻翼扩张而就诊于本院。正面观可看到鼻槛，并伴有鼻翼缘退缩。采用上述方法进行修复。鼻子的中央部分采用鼻中隔延伸移植物（由折叠的耳甲艇软骨制成）进行鼻尖的抬高和延长，鼻背植入 SMF。在鼻翼基底切除的同时鼻槛也垂直切除 2.5 mm。术后可看到鼻翼脚明显抬高（图 10.11，图 10.12）。

改善下外侧软骨静息角的方法

决定鼻翼缘形状的一个决定性的因素是下外

侧软骨和上外侧软骨之间静息状态下的角度。通过调整这个角度可平衡左右两侧下外侧软骨之间的对称性，从而形成理想的鼻翼缘形态。据报道，下外侧软骨与上外侧软骨之间的理想角度为100°，但是亚洲人与西方人不同，这个角度应该更钝 [11]（图 10.13）。

在初次鼻整形术中矫正鼻翼 – 鼻小柱不协调的问题

可通过增加移植物来矫正退缩，并通过直接

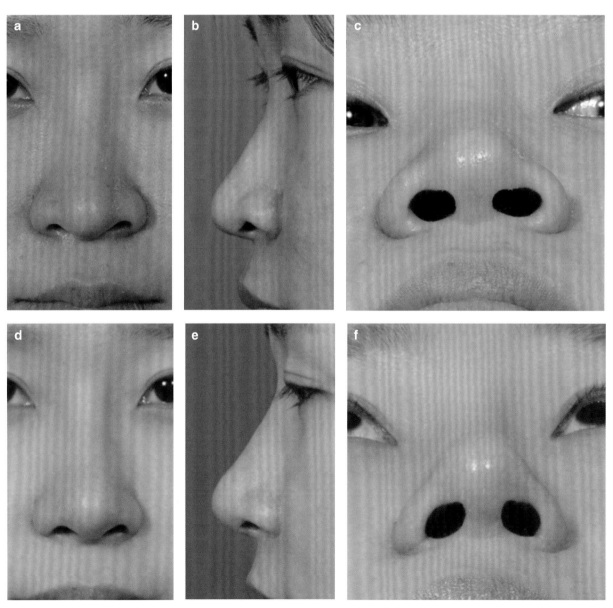

图 10.11　鼻翼脚联合鼻槛垂直切除。a~c. 术前；d~f. 术后。施行了鼻中隔成形术，放置了由折叠的耳甲艇软骨制成的鼻中隔尾侧端延伸移植物，鼻背植入了 SMF 移植物，施行了鼻翼脚切除术

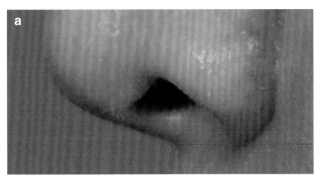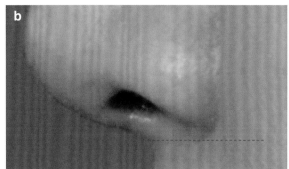

图 10.12　侧面观可见鼻翼缘退缩得到改善，鼻翼脚得到提升。a. 术前；b. 术后

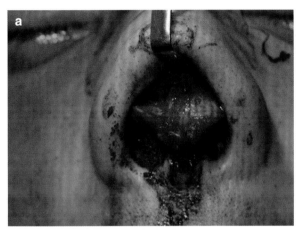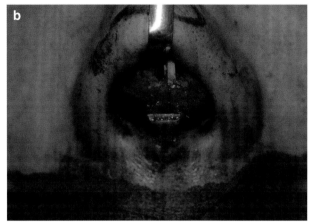

图 10.13　矫正双侧上外侧软骨与下外侧软骨之间静息角的不对称。a. 术前；b. 术后。应用肋软骨行 L 形支架重建和制作盾形移植物

组织切除来矫正下垂。下面的方法均考虑了鼻子的中央部分和外侧部分。理想的鼻翼－鼻小柱关系为鼻小柱露出鼻孔 1~2 mm。但在亚洲人中，外露的部分应该更少一些[2]。

短鼻：鼻中隔短 + 鼻翼缘退缩

　　亚洲人的鼻子通常短小，也可以说亚洲人的下外侧软骨发育不良。因此，过度地增加鼻子的中央部分只会加重鼻翼缘退缩（图 10.7）。

　　– 即使下外侧软骨发育不良，也可通过外侧脚跨越缝合并固定到鼻中隔软骨上来调整下外侧软骨的位置，从而矫正鼻翼缘退缩。

　　– 如果不能固定到鼻中隔软骨上，也可通过鼻翼撑开移植物或外侧脚跨越移植物使外侧脚靠近鼻中隔，从而调整下外侧软骨的

位置[12]。

　　– 最有效的方法是使用外侧脚支撑移植物[7]（图 9.9）。

　　– 笔者主要在二次鼻修复手术中使用外侧脚支撑移植物。若使用肋软骨，则需要将下外侧软骨整体从下面的黏膜掀起。

鼻小柱退缩 + 鼻翼下垂

　　需要仔细分析形成的原因是鼻小柱退缩还是鼻翼下垂，整个鼻头的形态都要考虑。根据鼻尖和鼻下点的位置，首先确定整个鼻子的长度，然后确定鼻小柱的理想位置。根据鼻子中央部分的情况来确定鼻翼是否下垂。当考虑鼻翼－鼻小柱关系时，如果这种不协调无法通过中央部分的调整来解决的话，就只能通过外侧部分的调整来

解决。

- 切除鼻翼基底对提升鼻翼脚没有帮助。
- 直接提升鼻翼的方法包括鼻前庭组织切除或鼻翼提肌折叠。
- 在大部分亚洲人中，增加鼻尖的突出度和鼻子的长度可以改善鼻翼 - 鼻小柱关系。

鼻小柱下垂 + 鼻翼缘退缩

这种外形的亚洲患者很少。对于鼻小柱下垂，应首先去除鼻中隔的尾侧端，然后通过下外侧软骨的调整来矫正鼻翼缘退缩。

对于大部分患者，很少直接切除膜性鼻中隔。鼻中隔软骨切除后，有时需要去除部分黏膜，但大部分黏膜可以通过重置的方法来调整。如果黏膜需要切除的话，可像西方人鼻整形术那样，采用贯穿切口。但贯穿切口很少在亚洲人鼻整形术中应用。

参考文献

1. Rohrich RJ, Liu JH. Defining the infratip lobule in rhinoplasty: anatomy, pathogenesis of abnormalities, and correction using an algorithmic approach. Plast Reconstr Surg. 2012;130(5):1148–58.
2. Gunter JP, Rohrich RJ, Friedman RM. Classification and correction of alar-columellar discrepancies in rhinoplasty. Plast Reconstr Surg. 1996;97(3):643–8.
3. Toriumi DM. New concepts in nasal tip contouring. Arch Facial Plast Surg. 2006;8(3):156–85.
4. Kim HS, Roh SG. The alar extension graft for retracted ala. J Korean Soc Plast Reconstr Surg. 2009;36(1):66–74.
5. Cervelli V, Spallone D, Bottini JD, Silvi E, Gentile P, Curcio B, et al. Alar batten cartilage graft: treatment of internal and external nasal valve collapse. Aesthetic Plast Surg. 2009;33(4):625–34.
6. Toriumi DM, Josen J, Weinberger M, Tardy ME Jr. Use of alar batten grafts for correction of nasal valve collapse. Arch Otolaryngol Head Neck Surg. 1997;123(8):802–8.
7. Gunter JP, Friedman RM. Lateral crural strut graft: technique and clinical applications in rhinoplasty. Plast Reconstr Surg. 1997;99(4):943–52; discussion 953–5.
8. Cochran CS, Sieber DA. Extended alar contour grafts: an evolution of the lateral crural strut graft technique in rhinoplasty. Plast Reconstr Surg. 2017;140(4):559e–67e.
9. Guyuron B. Dynamic interplays during rhinoplasty. Clin Plast Surg. 1996;23(2):223–31.
10. Taş S. The alignment of the nose in rhinoplasty: fix down concept. Plast Reconstr Surg. 2020;145(2):378–89.
11. Çkir B, Doğan T, Öeroğlu AR, Daniel RK. Rhinoplasty: surface aesthetics and surgical techniques. Aesthet Surg J. 2013;33(3):363–75.
12. Gunter JP, Rohrich RJ. Correction of the pinched nasal tip with alar spreader grafts. Plast Reconstr Surg. 1992;90(5):821–9.

第 11 章　短鼻畸形的修复：剥离和支架重建

摘要

- 没有再次应用假体来解决假体本身导致的并发症的理论基础。
- 在二次修复手术中，保证手术安全的唯一方法是使用自体移植物。
- 低浓度的透明质酸酶（50~100 U/ml）对于坚硬的瘢痕有用。
- 如果有鼻背假体存在，周围的瘢痕组织会导致鼻子挛缩，假体包膜的切除范围需要在手术中确定。
- 根据鼻背皮肤的厚度以及发生并发症的危险性，术者需要确定是否行包膜前层切除。
- 如果皮肤太薄，血运不佳，就不要行包膜前层切除。在这种情况下，鼻背皮瓣不可能得到充分松解。
- 包膜后层需要完全切除。剥离时注意不要剥到鼻腔内。
- 短鼻矫正最关键的步骤是调整下外侧软骨的位置和彻底松解鼻背皮肤。
- 需要准备足够的软骨来制作鼻中隔 L 形支撑延伸移植物。
- 对于大部分二次修复病例，鼻中隔软骨和耳甲软骨已经缺如，肋软骨是进行鼻中隔重建的最好材料。
- 对于大部分亚洲人，鼻中隔 L 形支撑延伸移植物可采用折叠的耳甲腔软骨和耳甲艇软骨制作。
- 在软骨膜破坏的情况下，鼻中隔的剥离很难进行。
- 当 Medpore 假体应用到鼻中隔作为撑开移植物或延伸移植物时，会对周围组织造成严重的损坏。
- 如果关键区域损坏严重，则需要在鼻骨尾侧端打孔，才能使移植物固定得比较稳定。同样的方法也适用于鼻前棘部位的固定。
- 支架重建适用于鼻中隔延伸移植物在背侧鼻中隔的固定，以及鼻中隔尾侧端延伸移植物在鼻中隔尾侧端的固定。

11.1　亚洲人的鼻修复整形术

短鼻是亚洲人鼻整形最难的问题之一。如果将亚洲人鼻整形分为两类，则可分为初次鼻整形和二次修复鼻整形。如果术者采用初次鼻整形的方法来进行二次修复鼻整形，那么就会遇到困难。直接延长鼻中隔的方法可以解决短鼻问题，并完成鼻子中央部分的矫正，同时也可以进行鼻子下 2/3 外侧部分的处理。

鼻修复手术中应用假体安全吗

关于假体并发症发生率的报道有很多，但是关于炎症或感染方面的详细报道还很少。炎症和感染会导致短鼻畸形。每位患者施行鼻中隔手术的情况不完全一样，只有一项研究报道了695名使用硅胶假体的患者，其中13.8%出现了挛缩，需要手术矫正[1]。这种情况与感染或炎症又不一样，炎症和感染导致鼻子挛缩的概率更高。

鼻中隔手术发生感染的后果就更不同了，它包括两方面的问题。结构上，它会导致鼻支架的塌陷和组织挛缩。技术上，当应用鼻中隔延伸移植物和撑开移植物时，需要将上外侧软骨从鼻中隔上分离开来。鼻腔黏膜需要完整剥离开，并加以保护。此时，即使术区与鼻腔没有相通，但在大范围剥离的情况下放置假体也是不安全的。如果术后发生急性感染，炎症会从假体周围扩散到深部间隙，从而导致严重的鼻中隔脓肿。大部分严重感染的患者，无论是急性感染还是慢性感染，都会由于鼻支架和软组织的破坏而导致鼻子缩短。即使假体周围的包膜没有问题，这种危险也会长期存在。在重力作用下，假体会持续压迫下方的结构（第1章）。鼻中隔整形术后发生感染的治疗与简单的鼻整形术后发生感染的治疗完全不同。在出现术区感染或迟发性炎症反应的情况下，需要完全切除和冲洗感染的组织（包括包膜）。然而，如果曾经剥开鼻中隔和放置移植物，鼻子的支撑就会缺失，即使鼻中隔脓肿完全清除后，也会长期留下畸形（图11.1）。

生物膜会导致慢性顽固性感染，需要尽快将假体取出。关于黏蛋白分泌细胞或内皮细胞的增殖方面还需要进一步的研究。炎症后的挛缩与胸部包膜挛缩类似。包膜周围单核细胞和成纤维细胞的聚集会形成致密的、无血运的结缔组织层。

- 没有再次应用假体来解决假体本身导致的并发症的理论基础。

- 确保修复手术安全性的唯一方法就是使用

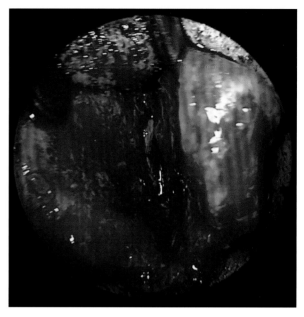

图11.1　鼻中隔脓肿后，鼻中隔软骨遭到破坏

自体移植物。同种异体移植物也不是一个安全的选择。

二次修复手术的特殊考虑

修复手术最大的难题就是无法完全切除瘢痕组织。很多情况下无法找到准确的剥离平面。如果将所有的瘢痕都去除的话，就会导致大量的组织丧失。支架周围的瘢痕需要全部去除，如果不去除的话，鼻子在长轴方向上就无法得到松解。瘢痕去除后，可观察到上外侧软骨和下外侧软骨的破坏或吸收情况（图11.2）。

剥离

可以说，70%以上的手术时间是花在准确的组织剥离上。剥离过程越复杂，越需要锐利的器械，很多坚硬的瘢痕用手术刀都不能完整切除。多层异体真皮形成的瘢痕像石头一样坚硬。有时剥离需要精细的电刀头。

- 低浓度的透明质酸酶（50~100 U/ml）对坚硬的瘢痕有用，这种方法在20世纪50年代就开始应用[2]。

这种方法的优点是透明质酸酶与局麻药和

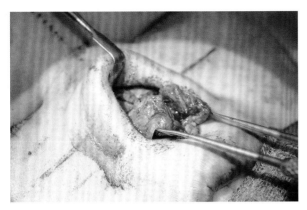

图 11.2 瘢痕去除后，可看到被破坏的下外侧软骨，还有一些非吸收性缝合线

肾上腺素混合后，可以很快进入坚硬的瘢痕组织内，起到短暂的水剥离作用，并减轻局麻药引起的水肿。缺点就是如果药效维持到手术结束，会使软组织的厚度比实际的要薄，从而使移植物用量超过实际所需。但这种方法在处理坚硬的组织时的优点要远远大于缺点。有一些病例需要剥离挛缩严重的 9 个部位。图 11.3 所示的①至③是松解鼻背皮瓣的方法，其余是松解鼻支架的方法。

- 鼻整形术的剥离平面应在 SMAS 下。然而大部分修复手术的剥离平面只能在皮下。

- 如果有鼻背假体存在，包膜切除的范围需要在手术中确定，因为周围的瘢痕组织会导致鼻子挛缩。

- 根据鼻背皮肤的厚度以及发生并发症的可能性，术者需要决定是否行包膜前层切除。

- 如果皮肤太薄，血运不好，就不要行包膜前层切除。在这种情况下，鼻背皮瓣不可能得到充分松解。

- 包膜后层需要完全切除。剥离时注意不要剥到鼻腔内。

- 当切除包膜后层时，需要去除所有的瘢痕，留下一薄层鼻腔黏膜。

- 短鼻矫正最关键的步骤是调整下外侧软骨的位置和彻底松解鼻背皮肤。

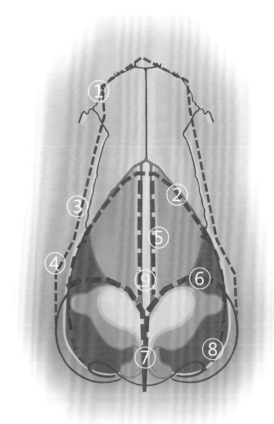

图 11.3 严重挛缩部位松解示意图。①鼻根和鼻侧壁的剥离；②鼻骨和上外侧软骨之间的剥离；③皮瓣与上颌突之间的剥离；④鼻侧壁与上颌突之间的剥离；⑤鼻中隔和上外侧软骨之间的剥离；⑥上外侧软骨与下外侧软骨之间（卷轴区）的剥离；⑦下外侧软骨之间的剥离；⑧下外侧软骨与梨状孔之间的剥离；⑨鼻中隔的再次剥离

鼻根和鼻侧壁的剥离

所有鼻骨头侧和外侧部分的皮肤都要松解。外侧部分需要松解部分鼻横肌和提上唇鼻翼肌的附着点。当需要向尾侧端推动大量皮肤时，鼻根的松解是必需的。内眦部位的皮肤会暂时性地向下牵拉，但这种现象后期不会引起畸形。由于内眦韧带没有被切断，肿胀消退后，内眦形态会恢复正常。

鼻骨和上外侧软骨之间的剥离

鼻骨尾侧端骨膜下剥离和上外侧软骨上半部分的剥离可以同时进行。这部分剥离后，软组织并不能得到很大的松解。由于这个部位常常存在包膜，有一些病例需要去除包膜后层，这个部位才能得到松解。

皮瓣与上颌突之间的剥离

像梨状孔一样，这部分的剥离对于下外侧软骨外侧部分的松解和延伸是必需的。

鼻侧壁与上颌骨之间的剥离

下外侧软骨正上方的皮瓣常常需要剥离。此处剥离时出血较多，应该进行电凝止血。如果术者计划使用外侧脚支撑移植物，则只能部分剥离而不是完全剥离，这样才能形成放置移植物的腔隙。

鼻中隔和上外侧软骨之间的剥离

此处剥离后才能进行鼻中隔支架的重建。小心不要剥到鼻腔内。同样，由于包膜后层存在严重挛缩，这个部位必须充分松解。

上外侧软骨与下外侧软骨之间（卷轴区）的剥离

此处剥离可获得最明显的松解效果。卷轴区位于下外侧软骨和上外侧软骨重叠的部位，当下外侧软骨头侧端切除完成后，此处才能进行松解。如果不施行头侧端切除，此处的松解就会变得很困难，容易出现剥透进入鼻腔内的风险。如果术者将骨膜剥离子放置到鼻腔内，然后再剥离卷轴区，就可以预防黏膜撕裂。应尽可能保持黏膜的完整性。剥离此处后，可获得 2~3 mm 的额外的皮瓣长度。

下外侧软骨之间的剥离

沿着中线在下外侧软骨之间进行剥离，可找到鼻中隔尾侧端。

由于这个部位常常有假体存在，剥离通常很困难。除此之外，很多情况下中间脚的瘢痕很严重，或内侧脚缺如。手术中首先要沿着中线找到鼻中隔尾侧端，并在软骨膜下进行剥离。如果需要，保留软骨膜，去除周围的瘢痕。有时需要松解软骨膜，只留下黏膜组织。此处的黏膜缺损会导致后期的术区感染。大多数情况下，鼻中隔尾侧端需要软骨移植物，如果膜性鼻中隔部的黏膜破损，则需要进行修复。

下外侧软骨与梨状孔之间的剥离

必须将梨状孔韧带与周围瘢痕剥离开来。然而，大多数患者很少在此处发生挛缩，因为此部位远离假体，并含有大量的肌肉组织。

鼻中隔的再次剥离

双侧鼻中隔黏膜瓣的剥离对于纵向长度影响很小。鼻中隔黏膜没有太大的弹性，感染后的黏膜瓣伸展能力更差。不建议对原来鼻中隔软骨切除部位再进行剥离。也可以按照原来手术的分离平面进行剥离。

手术后瘢痕重新形成

手术成功后，术后瘢痕仍会形成。当鼻背皮肤较薄，或者鼻背皮瓣行划痕操作后，有时会形成棘手的瘢痕组织。如果以前在鼻背放置过真皮移植物，那么形成的瘢痕就会更严重。在手术结束前重置皮肤时，笔者喜欢在皮下注射稀释的曲安奈德。曲安奈德可有效预防术后肿胀，减少皮下瘢痕的形成。

11.2 对鼻支架的修饰或重建

- 影响二次鼻修复手术方案最重要的因素是软组织的弹性问题。
- 悬臂移植物可起到修饰作用，而不用动鼻中隔软骨。
- 如果存在鼻塞的问题，则需要行鼻中隔手术。
- 如果鼻中隔的穿孔位于鼻中隔的前角，那么应用悬臂移植物不存在安全问题。

亚洲人鼻中隔手术的特殊考虑

亚洲人的鼻中隔软骨相比于西方人的要小。据报道，韩国人的鼻中隔软骨的平均面积男性为 8.18 cm^2，女性为 7.36 cm^2[3]。

对韩国人来说，鼻中隔软骨获取的量用于鼻整形往往显得不够。因此，术前还应考虑其他软骨的切取，比如耳甲软骨或肋软骨[4]。亚洲人的鼻中隔软骨较薄，切取鼻中隔软骨常常会削弱鼻中隔的支撑力量。矫正鼻中隔尾侧端歪斜的摆动门技术也会加重鼻中隔基底的不稳定性。大部分亚洲人的鼻整形术需要在两个方向进行改善：前后方向延伸和头尾侧方向延伸。当鼻尖抬高后，鼻孔的长度也会增加[5,6]。然而在二次鼻修复手术中，不可能过多考虑这方面的问题。由于软骨的供区缺乏，而且瘢痕组织较硬，所以鼻子的长度不可能像预想的那样得到延长。根据笔者的经验，短鼻矫正可使用下述两种方法（见 11.3 和 11.4）。鼻中隔 L 形支撑延伸移植物可使用各种软骨制作，而悬臂移植物只能使用肋软骨制作。短鼻修复手术也可以使用同种异体软骨，但由于没有足够的临床证据，笔者将其排除在外。关于放射性异体骨将在第 13 章讨论。

鼻中隔 L 形支撑延伸移植物

鼻中隔 L 形支撑延伸移植物技术是笔者喜欢的鼻尖整形方法[7]。

- 需要准备一定量的自体软骨。
- 大部分的二次修复病例，可能鼻中隔软骨或耳软骨已经被切取过。肋软骨是最好的鼻中隔重建材料[8]。
- 大部人亚洲人，可以使用折叠的耳甲艇软骨和耳甲腔软骨来制作鼻中隔 L 形支撑延伸移植物（图 11.4）。
- 软骨膜被破坏的病例很难进行鼻中隔剥离。
- 鼻中隔处的 Medpore 假体撑开移植物或

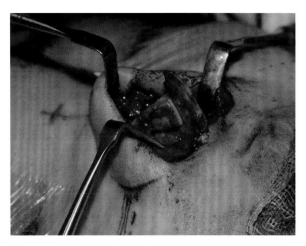

图 11.4　使用耳甲艇软骨和耳甲腔软骨来制作鼻中隔 L 形支撑延伸移植物

延伸移植物会导致局部组织的严重破坏。
- 如果关键区域损坏严重，则需要在鼻骨尾侧端打孔才能将移植物固定牢靠。同样的方法也适用于鼻前棘部位的固定。

11.3　亚洲人的鼻中隔 L 形支撑延伸移植物技术

有效的 L 形支撑延伸移植物技术需要与各种自体软骨联合应用。有时鼻中隔软骨不够，就不能进行 L 形支撑延伸移植物的操作。制作 L 形支撑延伸移植物需要耳甲艇软骨和耳甲腔软骨。如果患者耳朵小，则只能首先选择肋软骨。榫卯方法可用于双侧鼻中隔支撑移植物的固定。在施行鼻中隔尾侧端支撑延伸移植物技术时，如果鼻中隔软骨缺乏，则肋软骨是主要材料。在亚洲人中最好应用耳甲艇软骨，因为术后比较软不发硬。在笔者 20 年的临床经验中，将折叠的耳甲艇软骨采用榫卯技术固定到鼻中隔尾侧端，可使鼻尖抬高。耳甲艇软骨折叠后的宽度可达 4~5 mm，长度可达 20 mm 以上，对于亚洲人的下外侧软骨内侧脚可提供足够的支撑（图 11.5）。尤其在施行摆动门技术后，于鼻前棘周围应用耳甲艇软骨并使用榫卯方法固定后，可同时获得鼻尖的突出度和稳定性。耳甲艇软骨折叠时，可凹面相对，通过缝合进一步加强支撑力量。鼻中隔软骨膜与耳甲艇软骨的凸面缝合在一起，可获得额外的支撑力量（图 11.5）。

11.4　延伸型撑开移植物技术：改良的榫卯移植物技术

鼻中隔软骨最适合用于制作 L 形支撑延伸移植物。然而由于二次修复鼻整形时没有合适的鼻中隔软骨可用，所以只能采用耳软骨或肋软骨。向前延伸需要更宽的撑开移植物，换句话说，这种方法可描述成"可见的撑开移植物技术"。这种方法也是 Dr. Guyuron 的"改良的榫卯移植物技术"。从关键区域到鼻尖都可向前延伸，但需要避免过度的延伸，因为这会导致鼻背曲线不平滑，鼻根处需要更多的移植物。鼻中隔的前缘和植入的移植物的后缘通过多针缝合在一起（图 11.5）。

病例分析

一名 37 岁的女性患者，应用 Medpore 假体

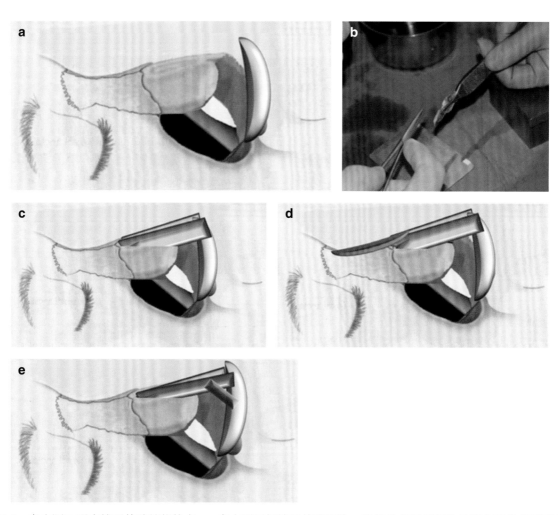

图 11.5　鼻中隔 L 形支撑延伸移植物技术。a. 鼻中隔尾侧端延伸移植物：将折叠的耳甲艇软骨缝合到鼻前棘两侧用于支撑和延伸，是一种改良的榫卯技术；b. 折叠的耳甲艇软骨：凹面对凹面缝合到一起，中间部分连在一起，以加强移植物的力量；c. 双侧延伸型撑开移植物：用于鼻中隔背侧；d. 鼻根移植物：可使用任何类型的组织，置于鼻根以平滑鼻背曲线；e. 板条移植物：应用于鼻中隔背侧和尾侧之间（资料来源：Hwang and Dhong. Septal Extension Graft in Asian Rhinoplasty Facial Plastic Surgery of North America, 2018, Elsevier）

和硅胶假体隆鼻后曾出现迟发性炎症反应。使用第 6 肋进行了鼻中隔重建。术后 3 个月，鼻小柱出现分泌物。应用抗生素后，分泌物消失，但鼻尖变小。

鼻中隔术区感染导致的鼻中隔塌陷会造成鼻中隔黏膜不可逆转的挛缩。建议第一步先矫正鼻中隔黏膜的缺损，第二步再进行鼻支架手术。应用肋软骨重建支架后，由于黏膜缺损导致的软骨外露会造成软骨缓慢吸收或急性术区感染。鼻中隔黏膜缺损可以进行修复，例如采用下鼻甲旋转皮瓣技术，但笔者使用这种方法，修复效果不稳定。头侧端不对称松弛切口可用于修复这种缺损。如果鼻中隔黏膜缺损太大，可能无法施行鼻中隔重建。需要注意的是，由于鼻中隔黏膜的挛缩，鼻中隔重建常常无法施行，或施行后，鼻中隔的长度延长不足（图 11.6，图 11.7）。

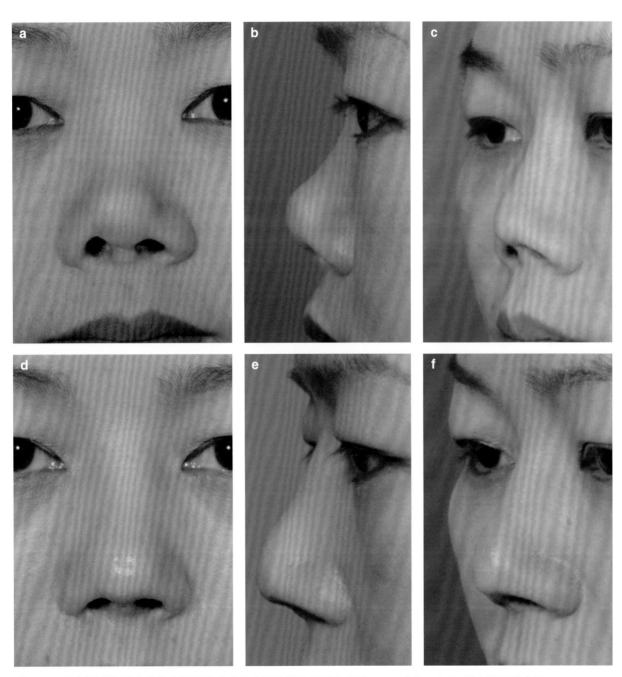

图 11.6　鼻中隔感染导致的鼻中隔塌陷造成鼻中隔黏膜出现严重挛缩。a~c. 术前；d~f.L 形支架重建术后

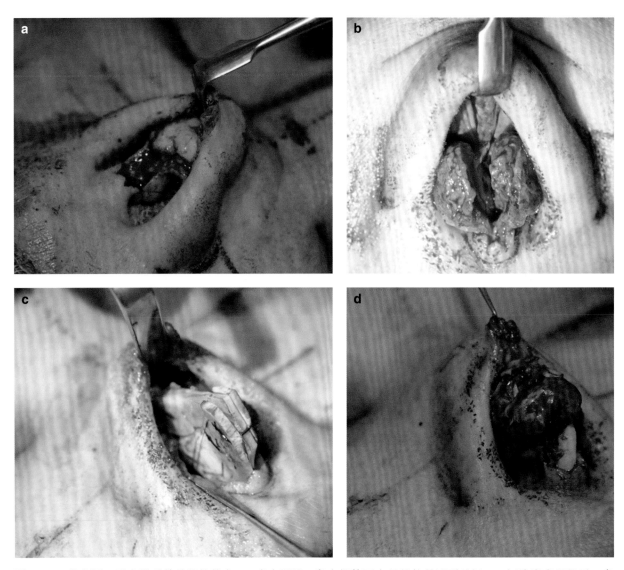

图 11.7　鼻中隔 L 形支撑延伸移植物技术。a. 术中所见：鼻尖假体下大量的软骨遭到破坏；b. 切除瘢痕组织后，鼻支架几乎消失；c. 应用肋软骨行 L 形支架重建；d. 鼻尖软组织移植

悬臂移植物技术

很久以前，就有人采用肋软骨进行隆鼻。50年前在西方人鼻整形术中，为了矫正唇裂及鼻畸形而发明了悬臂移植物，这种移植物包括鼻背部分和鼻小柱部分。传统的悬臂移植物可以维持潜在的张力，在鼻根处与颅骨长在一起。

笔者在二次鼻修复手术中也采用过这种方法，使用 L 形支架进行强力拉伸，但基本上留下的都是糟糕的回忆。

病例分析

一名 22 岁的男性患者就诊于本院。患者曾因唇裂和鼻畸形而施行过多次手术。这名患者应用由第 6 肋软骨制成的 L 形悬臂移植物进行了修复。手术当中，采用平衡切割法雕刻肋软骨，防止扭曲，并在盐水中浸泡 1 个小时。用克氏针固定鼻根 7 天。术后 4 个月复诊时，发现鼻背出现轻度驼峰，移植物出现 "S" 形弯曲畸形。又等了 2 个月，患者进行了修复手术。取出固定的 L 形移植物，好的部分切成小片，并采集了耳甲艇软骨用于制作鼻中隔尾侧端延伸移植物。施行鼻中隔手术以扩大右侧鼻腔，后方向右侧偏曲的软骨予以切除（图 11.8）。

应用悬臂移植物最大的问题是肋软骨歪曲。在唇裂继发畸形和鼻畸形修复中，首先考虑使用悬臂移植物，因为很多患者鼻中隔与犁骨交界处存在严重的歪斜。但笔者倾向于使用鼻

中隔 L 形支撑延伸移植物来矫正鼻背和鼻尖。对于由肋软骨制成的硬的鼻背移植物，笔者认为 Dr. Toriumi 的方法最具科学证据。尽管大家对脂肪来源干细胞具有不同的看法，但还是认为使用脂肪组织是个很好的方法。这将在第 13 章进行讨论。

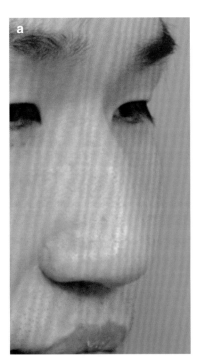
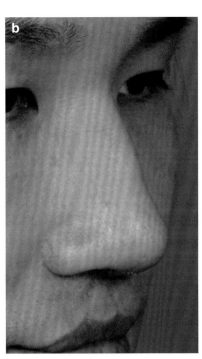
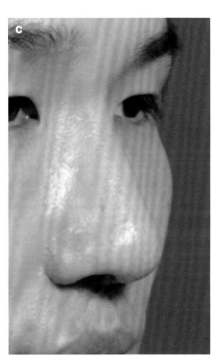

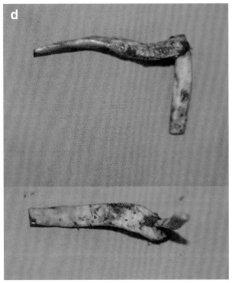
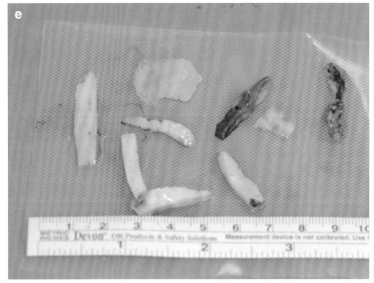

图 11.8　由于出现弯曲，所以将悬臂移植物去除，然后由鼻中隔 L 形支撑延伸移植物（由鼻中隔软骨、耳甲艇软骨、重新利用的条形肋软骨制成）代替。a. 使用悬臂移植物前；b. 悬臂移植物出现弯曲后；c. 鼻中隔 L 形支撑延伸移植物放置后；d. 弯曲的肋软骨；e. 鼻中隔软骨、耳甲艇软骨和条形肋软骨

参考文献

1. Kim YK, Shin S, Kang NH, Kim JH. Contracted nose after silicone implantation: a new classification system and treatment algorithm. Arch Plast Surg. 2017;44(1):59–64.

2. Cottle MH, Weiss JA, Pottorff E, Herzon E. Hyaluronidase in rhinoplasty. Arch Otolaryngol. 1950;52(3):369–72.

3. Hwang SM, Lim O, Hwang MK, Kim MW, Lee JS. The clinical analysis of the nasal septal cartilage by measurement using computed tomography. Arch Craniofac Surg. 2016;17(3):140–5.

4. Kim J-S, Khan NA, Song HM, Jang YJ. Intraoperative measurements of harvestable septal cartilage in rhinoplasty. Ann Plast Surg. 2010;65(6):519–23.

5. Zelken J, Chang C-S, Chuang S-S, Yang J-Y, Hsiao Y-C. An economical approach to ethnic Asian rhinoplasty. Facial Plast Surg. 2016;32(1):95–104.

6. Dhong E-S, Kim Y-J, Suh MK. L-shaped columellar strut in East Asian nasal tip plasty. Arch Plast Surg. 2013;40(5):616–20.

7. Hwang N-H, Dhong E-S. Septal extension graft in Asian rhinoplasty. Facial Plast Surg Clin North Am. 2018;26(3):331–41.

8. Toriumi DM, Pero CD. Asian rhinoplasty. Clin Plast Surg. 2010;37(2):335–52.

9. Guyuron B, Varghai A. Lengthening the nose with a tongue-and-groove technique. Plast Reconstr Surg. 2003;111(4):1533–9; discussion 1540–1.

10. Toriumi DM. Dorsal augmentation using autologous costal cartilage or microfat-infused soft tissue augmentation. Facial Plast Surg. 2017;33(2):162–78.

第 12 章　二次鼻中隔手术

摘要

- 在鼻中隔注射局麻药时可尝试水剥离技术，这是一种可判断组织剥离难易程度的方法。如果注射过程轻松，说明软骨膜保留完好，可进行二次鼻中隔剥离。

- 如果无法剥离，则此部位必须排除在手术范围之外。不像其他部位，这个位置可发现一个薄的"无人区"。

- 当后鼻中隔良好，而前鼻中隔歪斜严重时，逆向摆动门技术可用于改善鼻子功能。

- 横向克氏针固定对于缺乏支撑的关键区域的稳定性有帮助。

- 严重的鼻筛眶骨折引起的鼻中隔塌陷可引起鼻腔变窄。

- 术区感染引起的鼻中隔塌陷会导致鼻中隔黏膜挛缩。短鼻畸形最难修复。

12.1　鼻中隔软骨切除后的状态："无人区"

根据笔者最近的经验，门诊第一次面诊患者应从询问患者是否曾施行过鼻中隔软骨切除术的病史开始。如今很多二次修复患者都曾切除过鼻中隔软骨。鼻中隔的状态对于鼻子中央部分的手术方案至关重要[1]。如果患者主诉鼻塞，医生应考虑再次手术，鼻中隔修复手术有可能解决问题[2]。

可使用内镜和棉签来检查鼻中隔黏膜的状况，或测量原来鼻中隔软骨切除的量。

- 注射局麻药时，可尝试水剥离技术来判断组织剥离的难易程度。如果注射过程轻松，说明软骨膜保留完好，可进行二次鼻中隔剥离。

- 如果软骨膜缺失，鼻中隔就不太容易剥离。

- 如果无法剥离，则此部位必须排除在手术范围之外。不像其他部位，这个位置可发现一个薄的"无人区"（图12.1）。

12.2　修复性鼻中隔成形术

原因

在切取鼻中隔软骨时，如果软骨膜保存良好，则软骨可以再生。青少年如果有严重的鼻畸形，会出现心理问题。这就是在这个年龄段进行鼻整形的原因。还没有跨过青春期的患者，鼻中隔成形术后鼻中隔软骨还会生长。

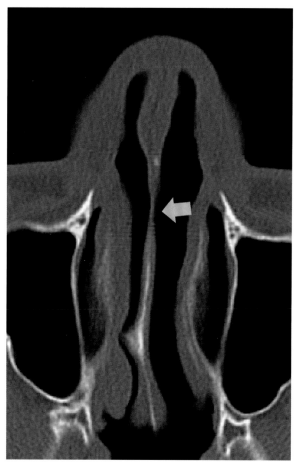

图 12.1　无人区：如果无法进行水剥离，则不要剥离此区域

解剖学考虑

以前切取过鼻中隔软骨的部位可再次切取鼻中隔软骨。筛骨垂直板也可切下来，用作重建鼻中隔支架的材料。如果曾切取少量鼻中隔软骨，则使用少量筛骨垂直板就可使鼻中隔变直。切取筛骨垂直板时，笔者使用的工具是摆动锯和小型往复锯。

病例分析

一名 16 岁的男性患者，由于驼峰鼻就诊于本院。笔者建议患者 2~3 年后再做手术，但他父母抱怨说，由于压力和学习障碍，患者不断地按压鼻子，局部已经长出老茧。笔者为其施行了鼻中隔成形术联合驼峰切除术和内外侧截骨术。

4 年后，患者找笔者复诊，发现鼻子出现反向 C 形歪曲。检查发现，鼻中隔向左侧歪曲。对鼻中隔进行了修复。切取鼻中隔软骨后，在右侧应用撑开移植物和板条移植物对鼻中隔进行加强，使其变直（图 12.2，图 12.3）。

12.3　鞍鼻畸形

原因

- 当切取的鼻中隔软骨过多时，鼻中隔 L 形支架的力量就会变弱。
- 关键区域的支撑力量减弱。
- 鼻中隔感染，鼻背中央区挛缩。
- 鼻背部分切除过多。

治疗

应用悬臂移植物进行修复不是一个生理性的方法。笔者倾向于鼻中隔重建，因为术后可改善鼻子的生理功能。根据鞍鼻畸形的分类，鼻中隔重建的方法有多种[4-6]。

必须进行背侧鼻中隔的重建，所用的软骨有两种——肋软骨和耳软骨。残存的鼻中隔决定了需要多高的撑开移植物来修复鞍鼻畸形。撑开移植物可扩大内鼻阀，矫正鼻子下 2/3 的歪斜。在严重歪斜的患者，一侧使用双层或三层撑开移植物的修复效果要比双侧使用撑开移植物的效果好。根据另一侧的内鼻阀最小横截面积情况考虑是否需要行下鼻甲整形术。当然，这里所需要的不是传统的用于延长的撑开移植物，而是突出于背侧的撑开移植物（AESG）。

突出于背侧的撑开移植物

是否抬高上外侧软骨并将其与 AESG 缝合到一起，从而形成软骨性鼻背？还是利用两侧 AESG 前缘直接形成软骨性鼻背？都可以。即使两侧的移植物前缘突出，上外侧软骨高度不够，

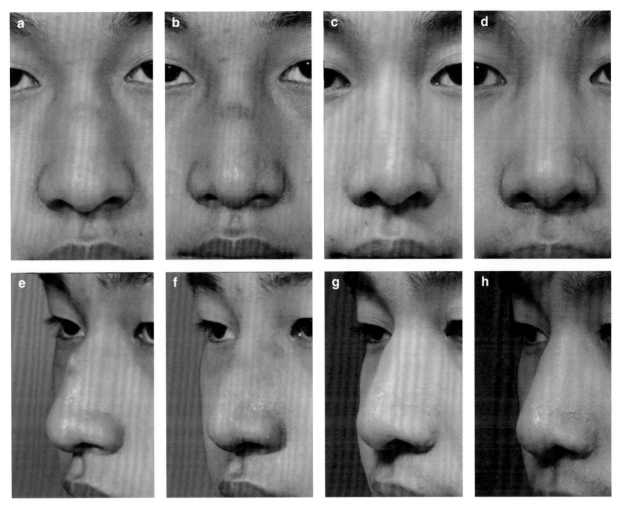

图 12.2　由于鼻中隔软骨的再次生长而施行的鼻中隔修复手术。a, e.16 岁时，术前；b, f. 术后：去除驼峰，行鼻中隔成形术；c, g.20 岁时驼峰复发，鼻子出现歪斜；d, h. 鼻中隔修复手术后

大多数亚洲人的皮肤表面也不会形成两条线。然而皮肤薄的亚洲女性，为了防止鼻背移植物显形，可植入一层 SMF，使鼻背变顺滑。如果上外侧软骨的高度不够，可在外侧进行剥离，以动员额外的上外侧软骨。这样，上外侧软骨的高度就可能足够。使用耳甲软骨和肋软骨各有优缺点。

病例 1：耳软骨制成的 AESG

一名 23 岁的男性患者，曾由耳鼻喉科医生施行了鼻中隔成形术，来本院就诊时，鼻中隔偏曲已 4 年。鼻中隔背侧缘和尾侧缘均有 8 mm 宽。鼻中隔尾侧端延伸移植物用的是耳甲艇软骨，鼻中隔背侧延伸移植物用的是耳甲腔软骨，鼻背植入单层 SMF（图 12.4，图 12.5）。

病例 2：耳软骨制成的 AESG

一名 55 岁的男性患者，20 年前曾发生鼻骨骨折。4 年前诊断出鼻中隔脓肿，在耳鼻喉科门诊进行了切开引流。由于患者不想术后鼻子变尖变硬而使用了耳软骨。鼻背植入单层 SMF（图 12.6，图 12.7）。

12.4　与假体相关的一些问题

Medpore 假体或其他假体会破坏鼻中隔。当

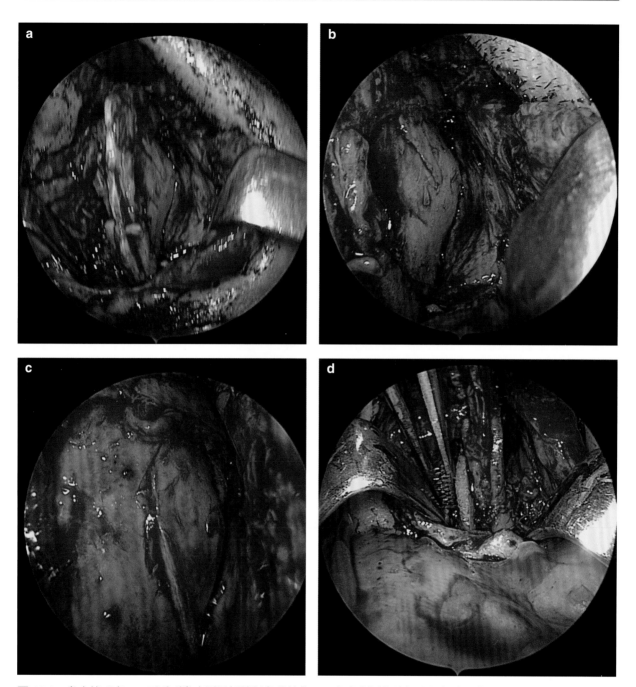

图 12.3　鼻内镜观察。a.可看到鼻中隔尾侧端板条移植物；b.在鼻中隔软骨切取的部位，鼻中隔向左侧突出；c.再次切取鼻中隔软骨；d.在鼻中隔尾侧端两侧各植入一个板条移植物

去除这些假体时，会发现鼻中隔部位已经遭到破坏。由于需要剥离鼻中隔，假体去除后的鼻中隔重建相当于鼻中隔修复手术，详见第 14 章。

12.5　鼻中隔塌陷

　　主要由外伤导致，例如 Lefort 骨折、鼻筛眶骨折（NEO 骨折）、筛骨垂直板和鼻骨骨折。鼻中隔成形术后发生术区感染，导致整个鼻中隔支撑力量丧失时，同样也会出现软骨性鼻背塌陷。

临床表现

　　鼻中隔塌陷后，鼻腔会变窄。大部分患者，

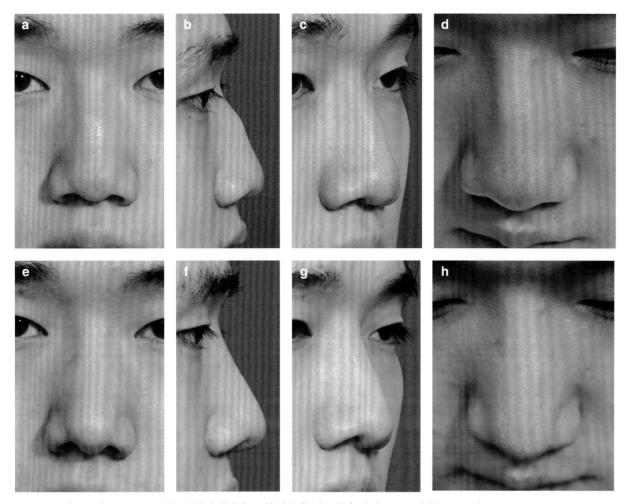

图 12.4　应用由折叠的耳甲腔软骨制成的背侧延伸移植物矫正鞍鼻畸形。a~d. 术前；e~h. 术后

如果不解决鼻腔狭窄问题，临床症状就不会改善。除了放置鼻背移植物改善外形外，还需要将塌陷的鼻骨复位以改善功能。将破坏的鼻骨复位还是要费一些力气的。在严重的鼻筛眶骨折时，如果骨头碎片太小或骨折情况太复杂，鼻骨复位是不可能的。当鼻中隔塌陷时，鼻子长度会变短，软组织也会发生挛缩。

修复策略

"关键因素"：关键区域

毫不夸张地说，鼻中隔重建手术的成败取决于重建的关键区域的强度。当左右两侧鼻骨缺乏稳定性时，可通过克氏针进行横向固定[7]。这时，如果左右两侧鼻骨与上颌骨连接稳定，鼻骨就不会向后方下沉。最近所用的在关键区域附近固定延伸移植物的 TCC 缝线缝合，在左右两侧鼻骨缺乏稳定性时也可应用[8]。然而，需要优先考虑鼻骨的稳定性。如果无法施行这种固定方法，有时就得将错位愈合的鼻骨锉平，位置不变以保持其稳定性。克氏针保留的时间应长一些，以帮助骨折更好地愈合，但如果皮肤出现裂伤，则最好去除。如果双侧关键区域的稳定性较差，则应使用长一些的撑开移植物。如果还不行，则只有应用悬臂移植物。

逆向摆动门技术

如果鼻锥的塌陷是来自前方的冲击，鼻中隔软骨就会受到由前向后的力量。这种力量最终会随着后鼻中隔的轻微骨折或移位而消失。结果，轻微骨折处的鼻中隔软骨过度生长会导致鼻中隔

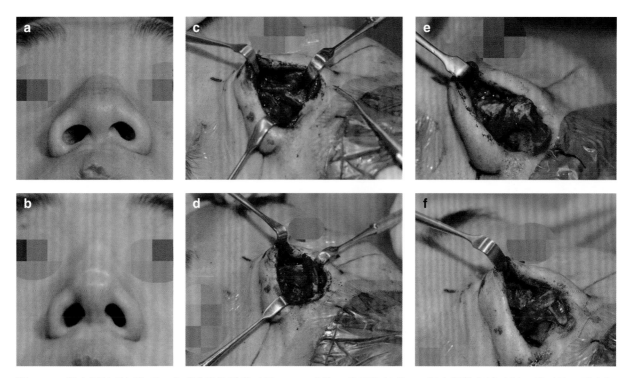

图 12.5 鼻中隔软骨切除后，出现驼峰伴鞍鼻畸形。a, b. 术前、术后鼻底观；c. 鼻中隔前角被破坏，剩下的 L 形支架比较软弱；d. 应用耳甲艇软骨和耳甲腔软骨行 L 形支架重建；e. 外侧脚跨越移植物以维持下外侧软骨长轴的分散角；f. 应用盾形移植物、帽状移植物和鼻背 SMF

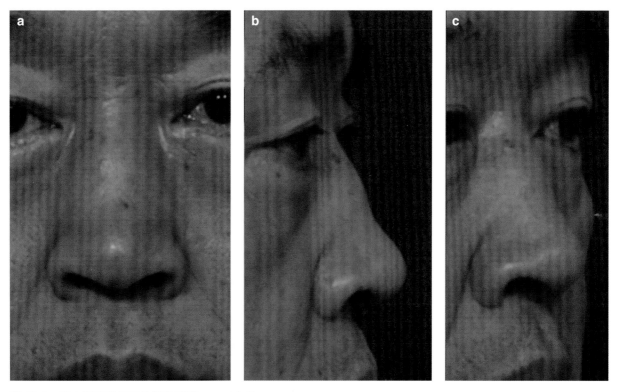

图 12.6 鼻中隔感染导致的鞍鼻畸形。a~c. 术前

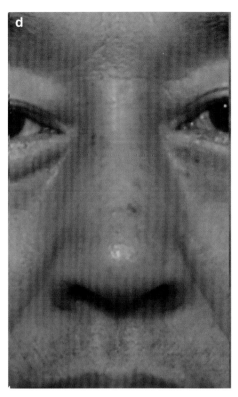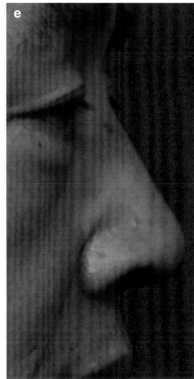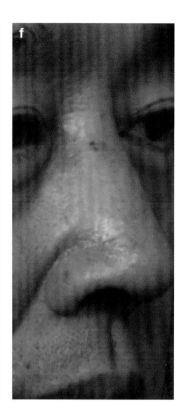

图 12.6（续）　鼻中隔感染导致的鞍鼻畸形。d~f. 术后

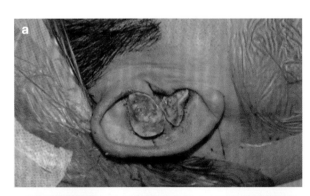

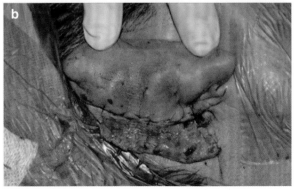

图 12.7　移植材料：两块耳软骨和乳突浅筋膜。a. 耳甲艇软骨和耳甲腔软骨；b. 乳突浅筋膜

歪斜。大部分鼻中隔歪斜的矫正需要保留或矫直前鼻中隔部分。"摆动门"的概念是指保留完整的鼻中隔，而释放后鼻中隔的张力时，需要牢固的关键区域稳定性。换句话说，只有当关键区域处于良好的稳定状态时，才能施行摆动门手术。相反，如果后鼻中隔没有歪斜或后鼻中隔比较坚固，但关键区域发生了塌陷，当然这种情况比较少见，这时的鼻中隔歪斜可采用逆向摆动门技术进行矫正 [9]。对于常规的鼻中隔歪斜矫正，笔者不采用这种方法。然而，如果筛骨垂直板和鼻中隔 - 犁骨交界处保存完好，则可应用逆向摆动门技术释放相反方向的张力 [10]。

病例 1：陈旧性鼻骨骨折

一名 44 岁的男性患者，由于陈旧性鼻骨骨折和右侧鼻塞而就诊。笔者向患者解释了外形修饰技术，但患者的主要目的是解决鼻塞问题。所以手术方案设计为将鼻支架恢复到原来的形态。

采用逆向摆动门技术将塌陷的鼻骨和鼻中隔复位。用克氏针将关键区域固定到右侧稳定的鼻骨上，鼻子功能得到恢复（图12.8，图12.9）。

病例2：鼻筛眶骨折

　　一名25岁的女性患者，由于车祸导致严重的撕裂伤，同时伴有鼻筛眶骨折，复位后出现鼻中隔塌陷。鼻腔因严重萎缩而变窄，塌陷的鼻骨

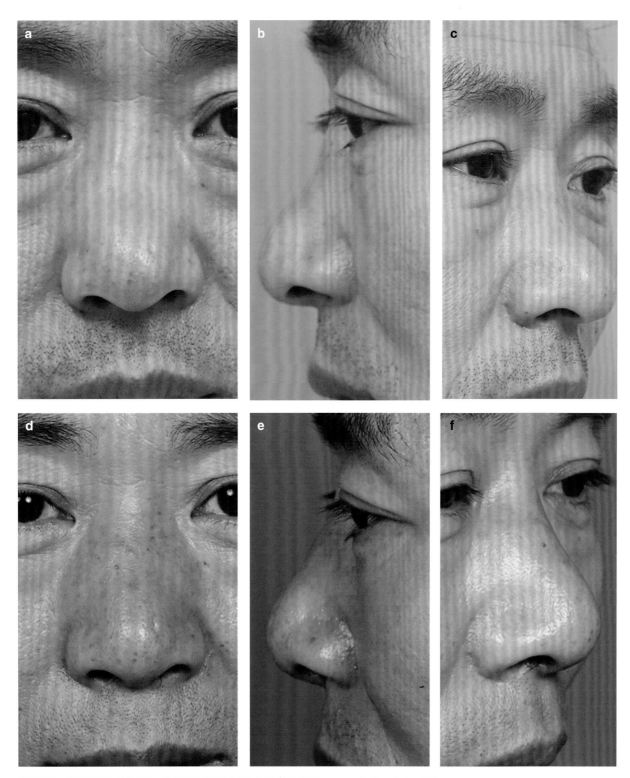

图12.8　陈旧性鼻骨骨折，通过逆向摆动门技术将鼻骨复位。a -c. 术前；d -f. 术后

不能向前复位。如果将错位的鼻骨复位到原来位置，就会出现大量的骨缺损。因此，当部分逆向摆动门操作完成后，只施行了鼻中隔的前尾侧端延伸，并用腹直肌筋膜填充于鼻背（图12.10~12.12）。

12.6　鼻子感染

不像创伤那样，感染导致的鼻子塌陷更复杂。挛缩的鼻子有时还保留有鼻中隔。当鼻中隔手术后发生术区感染，鼻中隔就会塌陷。鼻子

图 12.9　术前 CT 检查。a, b. 左侧鼻骨塌陷，而后鼻中隔保持相对稳定

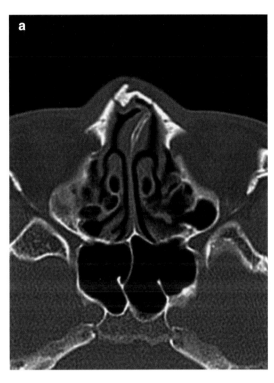
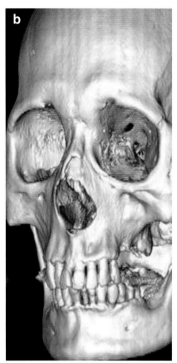

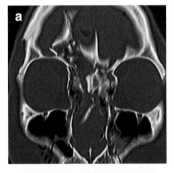
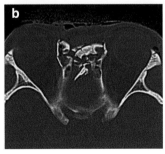
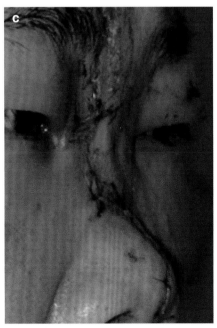
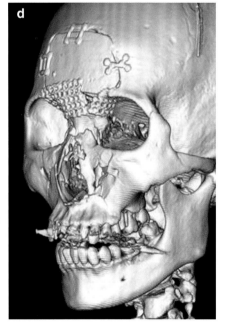

图 12.10　严重的鼻筛眶骨折。a, b. 术前冠状面和横截面所见；c. 皮肤缝合后，发现鼻背塌陷；d. 额窦颅骨化复位后

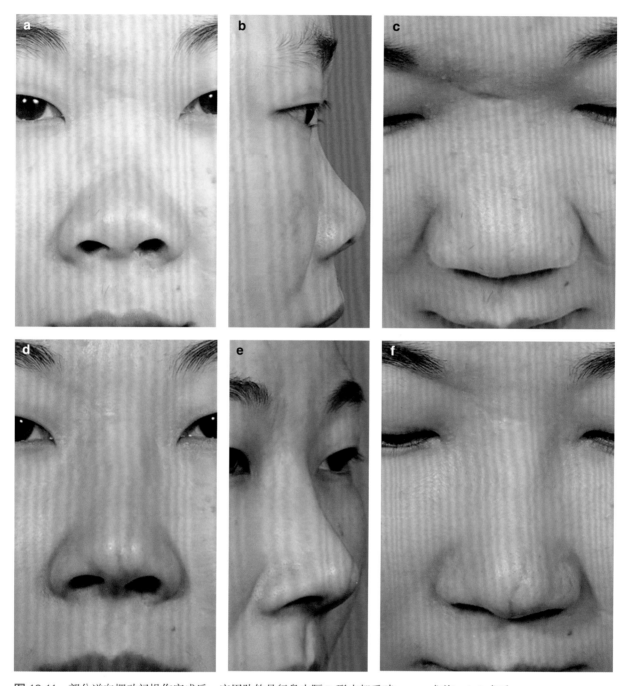

图 12.11　部分逆向摆动门操作完成后，应用肋软骨行鼻中隔 L 形支架重建。a~c. 术前；d~f. 术后

图 12.12　术中切口缝合前：由骨化肋软骨制成盾形移植物、小叶移植物

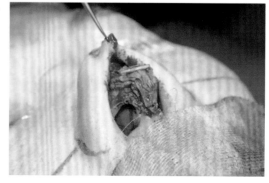

延长常常需要 2~3 次手术，但是延伸的量仍有限。短鼻矫正最难的部分就是鼻中隔黏膜挛缩，在部分患者，往往不可能将鼻子延长到理想的长度。即使使用悬臂移植物在体外重建 L 形支架，也可能需要复合移植物来矫正退缩的鼻孔和鼻小柱。下鼻甲或鼻唇沟皮瓣移植可修复鼻中隔黏膜缺损，然而笔者不建议年轻的医生使用这种方法。首选复合组织瓣移植物。

参考文献

1. Sillers MJ, Cox AJ 3rd, Kulbersh B. Revision septoplasty. Otolaryngol Clin N Am. 2009;42(2):261–78, viii.
2. Becker SS, Dobratz EJ, Stowell N, Barker D, Park SS. Revision septoplasty: review of sources of persistent nasal obstruction. Am J Rhinol. 2008;22(4):440–4.
3. Gillman GS, Egloff AM, Rivera-Serrano CM. Revision septoplasty: a prospective disease-specific outcome study. Laryngoscope. 2014;124(6):1290–5.
4. Daniel RK. Rhinoplasty: septal saddle nose deformity and composite reconstruction. Plast Reconstr Surg. 2007;119(3):1029–43.
5. Cakmak O, Emre IE, Ozkurt FE. Identifying septal support reconstructions for saddle nose deformity: the Cakmak algorithm. JAMA Facial Plast Surg. 2015;17(6):433–9.
6. Pribitkin EA, Ezzat WH. Classification and treatment of the saddle nose deformity. Otolaryngol Clin N Am. 2009;42(3):437–61.
7. Wadley JK. "How I do it"—plastic surgery practical suggestions on facial plastic surgery: correction of unstable nasal fractures by intranasal support. Laryngoscope. 1979;89(2):327–31.
8. Rezaeian F, Gubisch W, Janku D, Haack S. New suturing techniques to reconstruct the keystone area in extracorporeal septoplasty. Plast Reconstr Surg. 2016;138(2):374–82.
9. Choi JY, Lee JS, Kim JJ, Ha BJ, Shin MS. Correction of deviated nose using reverse swinging door procedure. J Korean Soc Plast Reconstr Surg. 1999;26(6):1107–11.
10. Dhong ES. Septorhinoplasty: endoscopic approach and reinforcement of nasal support line. J Korean Soc Aesth Plast Surg. 2010;16(3):111–6.

第13章 在盒子中思考：可吸收夹板、异体肋软骨和干细胞

摘要

- 如果单纯采用可吸收网来制作鼻支架，目前还没有充足的证据表明只通过在网孔中形成纤维组织就能形成长期的鼻支架。
- 可吸收材料越大或越厚，吸收所需的时间就越长，因此会出现越多的组织反应。
- 任何可吸收材料都难免会出现感染或免疫反应。
- 使用PDS薄片或PDS夹板相对有好处，很多鼻整形专家提供了相关的临床证据和临床使用效果。
- 异体肋软骨是一种非活性生物材料。
- 在张力较大的情况下，不建议使用异体肋软骨。
- 异体肋软骨在吸收后可发生骨折，因此不能断定不会出现迟发性免疫反应。
- 每个厂家的异体肋软骨应用效果不一样。
- 有理由将异体肋软骨看作是一种异体材料，其与正常组织无法融合在一起。
- 由于生物学特性，异体肋软骨周围不会形成包膜。
- 由于异体肋软骨在鼻整形术的最后阶段使用，所以发生的并发症会更复杂，修复时需要使用自体肋软骨。
- 在二次鼻修复手术中，使用脂肪组织有助于改善软组织的质地。
- 此外，含有的脂肪前体细胞可诱导受区生成新的脂肪细胞。
- 然而，很少有证据表明，基质血管成分（SVF）含有的细胞因子会减轻短鼻患者的软组织挛缩或软化瘢痕。
- 不要将SVF和脂肪来源干细胞（ASC）搞混，ASC是培养传代的细胞。
- ASC可分化为肌成纤维细胞，后者像人体真皮成纤维细胞一样，根据所处创面的环境，也会引起组织挛缩。
- 缺乏体外试验的生物学证据表明，SVF和人类脂肪来源干细胞（hASC）可改善炎症导致的组织挛缩。

13.1 可吸收材料

可吸收夹板的命运

目前可获得的商用可吸收材料包括聚乙醇酸（PGA）、聚乳酸（PLA）、聚二氧杂环酮（PDO或PDS）、聚己内酯（PCL）或一些组合材料。目前用于鼻整形的现成夹板包括PCL网（TnR网；韩国四乡T&R生物制药有限公司）和PDS夹板（爱惜康公司，强生，新泽西州萨默维

尔）。PLA / PGA 聚合物或聚左乳酸（PLLA）/ 羟基磷灰石聚合物广泛应用于颌面部手术。根据生产厂家提供的信息，PDS 夹板可在 25 周内吸收，它的稳定性可维持 10 周。生物降解过程与温度、体液、运动、分子量、结晶形式、材料的几何结构和移植部位的环境有关[1,2]。PLA/PGA 产品的吸收通过水解和代谢而消除，而巨噬细胞将不能水解的颗粒吞噬。PCL 的降解过程也一样，最后被分解成 CO_2 和 H_2O。通常情况下，当水解的速度超过代谢的速度时，就会出现明显的炎症反应[3]。笔者认为吸收的程度取决于术区情况，有时术后 2 年还可以发现夹板分解后形成的颗粒。关于并发症，有报道出现免疫反应的，也有报道术后几个月出现轻度炎症反应的。长期的肿胀会导致鼻塞，尤其当鼻中隔应用了这些材料时。然而，可吸收夹板应用于颌面部手术时，还缺乏材料吸收的相关证据。之所以将可吸收材料用于鼻整形术，是因为人们相信这些异体材料都会被吸收，最终消失，长期来看不会出现问题。然而，更多人相信这些支架消失时，软骨或纤维组织已经长入网眼中，最终替代了自体组织。有报道发现患者发生炎症反应，局部有渗出，导致鼻中隔或术区发生不良免疫反应[4]。同样，随访的时间较短，没有足够的证据报告炎症反应和感染发生率[5]。

所有的假体材料都具有物理和化学特性。除了上述化学特性外，由于物理性质的不同，厚的材料可能会在应用部位导致不同程度的组织破坏。已经有大量的证据表明，颅颌面手术采用这些材料后会出现暂时的骨质吸收（图 13.1）。

可吸收夹板的两种用途

暂时性支撑

PDS 薄片和 PDS 夹板可夹住碎裂的软骨，起到稳定软骨的作用。很多研究报道，PDS 夹板用于软骨有很多优点[6]。

笔者常将这种材料用于矫直扭曲的耳软骨。笔者的方法是，在折叠软骨时，将软骨切开，使软骨变平。软骨一旦切开，完整性就会下降，稳定性就会丧失。因此，这些材料可当作内夹板使用。如果可能，笔者会尽量将这些夹板放到软骨内，以防 PDS 夹板直接暴露。PDS 夹板通常与软骨一起使用。

有利于软骨生长

PCL 网状夹板可单独用于鼻整形术。支持的意见认为这种网状夹板 50% 是由网孔组成的，所以纤维组织或软骨可长进网孔内。然而，考虑到这种可吸收网的物理特性，长入的纤维组织能否维持鼻支架的物理特性还需要一定的证

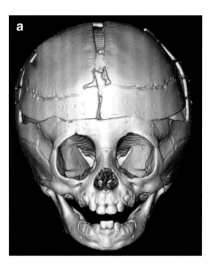 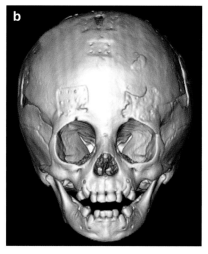 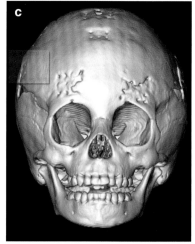

图 13.1　应用可吸收夹板的位置出现骨骼凹陷。a. 术后 6 个月；b. 术后 12 个月；c. 术后 30 个月，仍可见骨骼凹陷

据。更大的问题是这种夹板的机械表面特性。可以预想到的是，这种夹板最终会形成粗糙表面，而这种粗糙的表面会对鼻中隔黏膜造成损害。

两种不同的技术

联合软骨一起使用

大部分 PDS 薄片或 PDS 夹板和软骨一起使用，这种薄片或夹板可将软骨碎片塑成一大片。最终成活的软骨碎片与周围软骨融合在一起，从而起到支撑作用。如果软骨膜保存完好，软骨会在鼻中隔重新生长，成活会更好。

作为可吸收材料单独使用

笔者对以下方法没有使用经验，仅对有适应证的患者采用下述方法进行手术。

SEG

最近出现了一种应用网状 PCL 鼻中隔延伸移植物的方法[5]。这种网状夹板太厚，无法与软骨一起使用，因此单独使用这种夹板作为鼻中隔延伸移植物。

鼻尖整形

用于鼻尖整形时，将 PCL 做成软球形置于鼻尖。

线雕隆鼻

采用各种倒刺线来延长和抬高鼻尖。

13.2　"神话"的陷阱

– 目前还缺乏长入可吸收网中的纤维组织能作为长期鼻支架的证据。
– 可吸收材料越大或越厚，吸收所需的时间就会越长，因此会出现更多的组织反应。
– 目前还没有证据表明这些可吸收材料具有长期的效果。任何可吸收材料都难免会出现感染或免疫反应。
– 使用 PDS 薄片或 PDS 夹板相对有好处，很多鼻整形专家提供了相关的临床证据。

13.3　异体肋软骨

这是一种活性材料吗

使用异体肋软骨的原因只有一种——获取自体软骨比较困难。

– 异体肋软骨被认为是一种无活性生物材料。

关于异体肋软骨有很多报道。毫无疑问，这是一种方便、有用的材料，可用于二次鼻修复手术或急需软骨的情况下。与自体肋软骨相比，一些研究发现异体肋软骨更少出现弯曲，手术效果在很多方面与自体肋软骨一样[7]。在以前的一项研究中，笔者报道了异体肋软骨的骨折发生率大约为 2%，是一种安全的材料。但随着使用经验的增加，对异体肋软骨的认识越来越悲观，这是一种没有活性的生物材料，是一个"死的移植物"。

使用异体肋软骨很难有新的软骨生长，因此，异体肋软骨不能被认为是一种活性移植物。

– 不建议在有张力的情况下使用。
– 异体肋软骨在吸收后可发生骨折，因此不能断定不会出现迟发性免疫反应。
– 使用效果因生产厂家不同而不同。
– 由于没有组织相融性，因此将其看作一个异体材料是有道理的。由于生物学特性，异体肋软骨周围不会形成包膜。

由于异体肋软骨在鼻整形术的最后阶段使用，所以发生的并发症会更复杂，修复时需要应用自体肋软骨。如果没有去掉以前硅胶假体形成的包膜，使用异体肋软骨后会出现包膜挛缩。同样，这种材料后期也会不可避免地出现炎症反应，原因就是这种材料不是活性材料。随着手术数量的增多，发现造成挛缩的原因有很多。换句话说，在使用异体肋软骨作为鼻中隔延伸移植物时，很难确定后期发生挛缩的具体原因。

"神话"的陷阱

- 长期来看，异体肋软骨形成不了新的软骨，也不会像自体软骨那样与自身组织融合在一起。
- 异体肋软骨是一种无活性生物材料，某种意义上可被认为是一种假体。

13.4 人类脂肪来源干细胞

笔者对 hASC 已研究了 15 年，目前仍在进行 ASC 和软组织挛缩方面的基础研究[8-14]。

笔者相信，从使用生物组织的角度来看，脂肪移植是鼻整形一个有用的辅助技术。脂肪移植顾名思义就是将脂肪组织直接注射到组织内，所以笔者认为其是一个有用的软组织治疗方法。注射的方法有多种，但笔者认为直接注射或整块组织移植是较好的方法。现在笔者想讨论的问题是广告宣传单上面讲的"干细胞神话"对患者的直接危害[15]。

- 干细胞疗法尽管收费高昂，但仍缺乏有效性的证据。
- 本章批评的是早期应用的脂肪组织提取物，其对患者没有产生任何益处。

13.5 直接向患者介绍干细胞疗法

几十年前，临床上对新技术的应用都会出现支持一方和反对一方。然而，对干细胞的临床应用需要深度立法。尽管各国的情况不一样，但风险远大于收益[16]。

一些研究直接在静脉内注射 ASC[17]，还有一些研究直接在静脉内输入 SVF[18]。尽管 10 年过去了，明显的临床效果也有报道，但标准的治疗方法还没有建立。在整形外科领域也出现了很多问题[19]。一个更大的问题是，虽然疗效没有统一结论，但治疗费用高昂。作为一名整形外科

医生，笔者因要求为一个非科学的治疗方法提供证据而感到疲惫。目前的现实是，将培养的干细胞直接注射到人体在有些国家是非法的，因此这方面的研究还有限。也有一些关于挛缩鼻的患者注射干细胞的有效性报道，但当你认真阅读这些报告时，你会发现科学证据仍然不充足[20]。

下面将总结一些这方面的相关内容，以及笔者在开展人脂肪干细胞基础研究时发现的一些问题。从实验室到床边的转化研究需要大量持久而精确的体外数据，而且体内的研究数据也要客观。

挛缩鼻注射脂肪来源干细胞的对策

使用硅胶假体隆鼻后出现的包膜挛缩是最严重的并发症，它表现为坚硬的瘢痕、表面畸形、两侧不对称、假体移位、鼻子缩短等。导致包膜挛缩的具体原因还不清楚，多种原因都可能会导致包膜挛缩，如血肿、血清肿、感染等。肌成纤维细胞是包膜中主要的细胞之一，其中 25% 在炎症阶段来源于骨髓。多种炎症细胞因子可引起肌成纤维细胞的分化。转换生长因子 -β（TGF-β）在肌成纤维细胞的分化中扮演了关键的角色，但这种单一因素并不能完全解释分化的问题。最近的研究发现，白细胞介素 -3（IL-3）和粒细胞 - 巨噬细胞集落刺激因子（GM-CSF）是引起肌成纤维细胞聚集、刺激干细胞分化、刺激 TGF-β 表达的炎性因子。创面的急性期和慢性期都会产生 IL-3 和 GM-CSF，刺激成纤维细胞增殖，诱导肉芽组织形成。扎鲁司特和孟鲁司特是基于临床证据、可改善包膜挛缩的两种药物，它们是白细胞三烯受体拮抗剂（LTRA），可干扰嗜酸性粒细胞存活增强活性（ESEA）。半胱氨酸白三烯拮抗剂可抑制 Th2 细胞因子（IL-3、IL-4 和 GM-CSF）的释放。在胸部包膜挛缩中，由于乳腺后层含有大量的脂肪组织，而肌肉后层含有的脂肪组织较少，因此假体植入乳腺后层常常引起更明显的炎症，与植入肌肉后层相

比，更容易出现包膜挛缩。最近的研究发现，hASC 可分化为肌成纤维细胞。成纤维细胞和 hASC 可能在包膜挛缩的形成中扮演了重要的角色，这种假设有一定的相关证据。

人类脂肪来源干细胞与基质血管成分的区别

hASC 与 SVF 不一样，那为什么人们还说使用 SVF 就可提供干细胞？离心处理过的脂肪抽吸物（PLA）用胶原酶消化后，再次离心的产物就是 SVF。目前很多国家临床上都允许使用 SVF。将 SVF 接种到培养瓶中，贴壁生长的细胞就是 ASC。这些细胞的特征是 CD73+、CD90+、CD105+，而 CD45- 和 CD34-[21]。如果 CD 标记物不是这样的，那么就不能称之为 ASC。上述标准也许在本章写完后已发生了改变，但细胞的特征，尤其是多向分化能力，是保持不变的。在唾液黏蛋白家族中，CD34 阳性者为骨髓间充质干细胞（BMSC）、造血干细胞、骨骼肌卫星细胞、表皮干细胞、毛囊干细胞和脂肪前体细胞。曾经有一种理论认为 ASC 来源于 CD34- 的外周细胞[22]，后来又说 ASC 来源于 CD34+ 的外周细胞[23]。CD34- 和 CD105+ 是大家曾经一致认可的，后来又加上了 CD106- 和 CD36+[24]。

- 基质细胞为 CD34+，而传代的 ASC 为 CD34-。
- SVF 混悬液含有外周细胞、脂肪前体细胞、造血干细胞、内皮祖细胞、内皮细胞和基质细胞，这些细胞为 CD34+ 和 CD105-。当然，SVF 可分泌血管内皮生长因子（VEGF）、肝细胞生长因子（HGF）和碱性成纤维细胞生长因子（bFGF），而这些生长因子在创面愈合过程中扮演了重要的角色。还有 TGF-β，目前针对它的研究也比较多。
- SVF 中含有的一些细胞因子也参与了创面的收缩过程。

13.6　脂肪来源干细胞能用来治疗组织挛缩吗？

瘢痕挛缩是由成纤维细胞和肌成纤维细胞造成的。在细胞的细胞质骨架中，α-SMA、SM22α 或钙结合蛋白的表达水平可通过间接方法测定。引起挛缩的最重要的生长因子为 TGF。当然还有其他一些生长因子也参与了组织挛缩的形成。创面中的成纤维细胞受刺激后会变成肌成纤维细胞。同时其他形式的细胞（间皮细胞、内皮细胞、上皮细胞）受到周围炎症的影响，也会化生为肌成纤维细胞。与此相关的炎症因子最重要的是 TGF-β。同样的机制也发生于 ASC[10]。换句话说，在相同的条件下，慢性创面中的 ASC 足以导致瘢痕挛缩。即使是 ASC 的条件培养基也不能拮抗 TGF-β 的作用，也没有证据表明可以阻止成肌细胞的分化[25]。笔者并不反对应用游离脂肪移植，在一定条件下，ASC 的表现与成纤维细胞类似，旁分泌细胞因子抑制肌成纤维细胞分化的作用目前还没有被证明，也没有证据表明直接注射 ASC 可预防或治疗瘢痕挛缩。用 ASC 治疗挛缩的说法不成立。

- ASC 在炎症条件下表现出肌成纤维细胞的特征，就像人体真皮成纤维细胞一样（图 13.2）。
- 没有证据表明 ASC 的旁分泌作用可预防 ASC 分化成肌成纤维细胞。

"神话"的陷阱

- 游离脂肪移植可改善软组织的质地。此外，含有的脂肪前体细胞可诱导受区生成新的脂肪组织。
- 然而，很少有证据表明，基质血管成分（SVF）含有的细胞因子会减轻短鼻患者的软组织挛缩或软化瘢痕。
- 不要将 SVF 和脂肪来源干细胞（ASC）搞混，ASC 是培养传代的细胞。

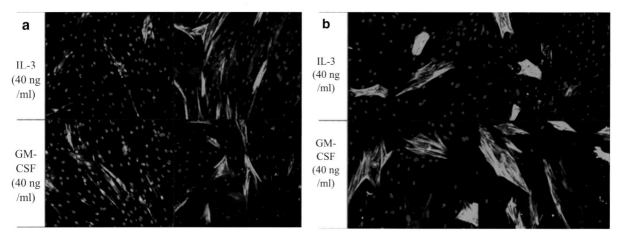

图 13.2　用 IL-3/GM-CSF (40 ng/ml) 处理后的平滑肌细胞（SMA）的表达（×400）。a. 人体真皮成纤维细胞；b. 人类脂肪来源干细胞

- ASC 可分化为肌成纤维细胞，后者像人体真皮成纤维细胞一样，根据所处创面的环境，也会引起组织挛缩。
- 缺乏体外试验的生物学证据表明，SVF 和人类脂肪来源干细胞（hASC）可改善炎症导致的组织挛缩。

参考文献

1. Park Y-W. Bioabsorbable osteofixation for orthognathic surgery. Maxillofac Plast Reconstr Surg. 2015;37(1):6.

2. Bali RK, Sharma P, Jindal S, Gaba S. To evaluate the efficacy of biodegradable plating system for fixation of maxillofacial fractures: a prospective study. Natl J Maxillofac Surg. 2013;4(2):167–72.

3. Landes CA, Ballon A, Roth C. In-patient versus in vitro degradation of P (L/DL) LA and PLGA. J Biomed Mater Res B Appl Biomater. 2006;76(2):403–11.

4. Wang LL, Frankel AS, Friedman O. Complications of Polydioxanone foil use in nasal surgery: a case series. Facial Plast Surg. 2018;34(3):312–7.

5. Park YJ, Cha JH, Bang SI, Kim SY. Clinical application of three-dimensionally printed biomaterial Polycaprolactone (PCL) in augmentation rhinoplasty. Aesthet Plast Surg. 2019;43(2):437–46.

6. Boenisch M, Nolst Trenité GJ. Reconstruction of the nasal septum using polydioxanone plate. Arch Facial Plast Surg. 2010;12(1):4–10.

7. Alhussain OH, Alhussain GO, Rajkhan AA, Suhluli AJ, Alharbi SJ, Sherwani AA, et al. Efficacy of autologous vs. homologous costal cartilage grafts in dorsal augmentation rhinoplasty: a systematic review and meta-analysis. Ann Med Health Sci Res [Internet]. 2020;10(5). https://www.amhsr.org/articles/efficacy-of-autologous-vs-homologous-costal-cartilagegrafts-in-dorsal-augmentation-rhinoplasty-asystematic-review-and-me. pdf.

8. Moon K-C, Lee H-S, Son S-T, Lee J-S, Dhong E-S, Jeong S-H, et al. Effects of granulocyte-macrophage Colony-stimulating factor on neuronal senescence in ultraviolet irradiated skin. J Craniofac Surg. 2019;30(3):930–5.

9. Namgoong S, Lee H, Lee J-S, Jeong SH, Han S-K, Dhong E-S. Comparative biological effects of human amnion and chorion membrane extracts on human adipose-derived stromal cells. J Craniofac Surg. 2019;30(3):947–54.

10. Lee J-S, Tae S-S, Kim D-Y, Han S-K, Kim W-K, Dhong E-S. Do IL-3/GM-CSF effect on the myofibroblastic differentiation of human adipose derived stromal cells? Exp Cell Res. 2017;355(2):67–82.

11. Moon K-C, Lee J-S, Han S-K, Lee H-W, Dhong E-S. Effects of human umbilical cord blood-derived mesenchymal stromal cells and dermal fibroblasts on diabetic wound healing. Cytotherapy. 2017;19(7):821–8.

12. Gu JH, Lee JS, Kim D-W, Yoon E-S, Dhong E-S. Neovascular potential of adipose-derived stromal cells (ASCs) from diabetic patients. Wound Repair Regen. 2012;20(2):243–52.

13. Dhong E-S, Hwang N-H, Kim D-W, Rajashekhar G, Johnstone BH, March KL. Morphologic changes in photodamaged organotypic human skin culture after treatment of autologous adipose-derived stromal cells. J Craniofac Surg. 2012;23(3):805–11.

14. Hwang N-H, Jung J-E, Lee J-S, Jeong S-H, Dhong E-S, Han S-K. Effects of granulocyte macrophage Colony-stimulating factor inhibition on the skin/nerve cell model in vitro. J Craniofac Surg. 2020;31(5):1483–7.

15. Gilbody S. Benefits and harms of direct to consumer

advertising: a systematic review [Internet]. Quality and safety in health care, vol 14. 2005. p. 246–50. https://doi.org/10.1136/qshc.2004.012781.

16. Ogbogu U, Rachul C, Caulfield T. Reassessing direct-to-consumer portrayals of unproven stem cell therapies: is it getting better? Regen Med. 2013;8(3):361–9.

17. Fang B, Song Y, Lin Q, Zhang Y, Cao Y, Zhao RC, et al. Human adipose tissue-derived mesenchymal stromal cells as salvage therapy for treatment of severe refractory acute graft-vs.-host disease in two children. Pediatr Transplant. 2007;11(7):814–7.

18. Riordan NH, Ichim TE, Min W-P, Wang H, Solano F, Lara F, et al. Non-expanded adipose stromal vascular fraction cell therapy for multiple sclerosis. J Transl Med. 2009;7:29.

19. Gir P, Oni G, Brown SA, Mojallal A, Rohrich RJ. Human adipose stem cells: current clinical applications. Plast Reconstr Surg. 2012;129(6):1277–90.

20. Oh YH, Seo JW, Oh SJ, Oum IT, Kim G, Kim J, et al. Correction of severely contracted nose. Plast Reconstr Surg. 2016;138(3):571–82.

21. Dominici M, Le Blanc K, Mueller I, Slaper-Cortenbach I, Marini F, Krause D, et al. Minimal criteria for defining multipotent mesenchymal stromal cells. The International Society for Cellular Therapy position statement. Cytotherapy. 2006;8(4):315–7.

22. Crisan M, Casteilla L, Lehr L, Carmona M, Paoloni-Giacobino A, Yap S, et al. A reservoir of brown adipocyte progenitors in human skeletal muscle. Stem Cells. 2008;26(9):2425–33.

23. Traktuev DO, Merfeld-Clauss S, Li J, Kolonin M, Arap W, Pasqualini R, et al. A population of multipotent CD34-positive adipose stromal cells share pericyte and mesenchymal surface markers, reside in a periendothelial location, and stabilize endothelial networks. Circ Res. 2008;102(1):77–85.

24. Bourin P, Bunnell BA, Casteilla L, Dominici M, Katz AJ, March KL, et al. Stromal cells from the adipose tissue-derived stromal vascular fraction and culture expanded adipose tissue-derived stromal/stem cells: a joint statement of the International Federation for Adipose Therapeutics and Science (IFATS) and the International Society for Cellular Therapy (ISCT). Cytotherapy. 2013;15(6):641–8.

25. Liguori TTA, Liguori GR, Moreira LFP, Harmsen MC. Fibroblast growth factor-2, but not the adipose tissue-derived stromal cells secretome, inhibits TGF-β1-induced differentiation of human cardiac fibroblasts into myofibroblasts [Internet]. Sci Rep. 2018;8. https://doi.org/10.1038/s41598-018-34747-3.

第 14 章 复杂鼻整形术后脓液引流情况分析：什么时候做二次鼻整形修复

14.1 病例选择的背景

当笔者在门诊遇到有脓性分泌物的患者时，第一个想法可能就是"患者为什么要来本院，而不是去给他／她做手术的医院？"患者就诊时常常神情绝望，给他／她做手术的医生有可能处理不了才将患者介绍过来。最好的办法就是将患者和医生都解救出来。随着鼻整形术变得越来越普遍，鼻中隔延伸移植物和假体同时植入往往会导致术后出现术区感染，留下严重的后遗症。只有同时取出植入的假体和感染的软骨，脓性分泌物才会逐渐减少。当假体和其下方的移植软骨取出后，鼻子的外形还能保持原样吗？由于有这种担心，软骨移植物往往不能被及时取出，而且抗生素应用也只是经验性的，从而可能导致不可逆转的后果。

摘要

- 如果患者同时放置了假体和鼻中隔延伸移植物，一旦术后出现术区感染，应该意识到，这是一种需要紧急处理的情况。
- 需要意识到患者取出假体后可能出现的问题，并安排好手术时机。

- 一旦出现脓性分泌物，所有非活性移植物都要取出。活性移植物经仔细检查后，根据情况再决定是否保留。
- 一旦出现术区感染，感染的组织一般都需要手术去除，这是一种需要及时控制的特殊情况。
- 多次分泌物培养后，选择合适的抗生素才是治疗成功之道。
- 鼻小柱和鼻背皮肤感染的程度是决定手术时机的关键因素。即使还有脓性分泌物，但是如果皮肤发红和周围组织的肿胀减轻，抗生素应用后脓性分泌物减少，就可考虑采用自体组织移植物进行修复。大多数情况下，迟发性炎症反应被认为是一种轻度的感染。
- 如果发生术区感染，应首先进行积极的切开引流，并随时观察皮瓣情况。如果皮瓣发红和肿胀情况严重，不建议进行任何移植。
- 如果组织感染不严重，可考虑进行鼻支架重建。如果担心术区反复感染，而不考虑进行支架重建的话，会导致严重的组织挛缩。

14.2 病例分析

病史

患者 3 个月前曾接受驼峰切除和假体植入手术。术后 10 天出现术区感染，细菌培养显示 MRSA 阳性。然后对伤口进行了多次冲洗，同时静脉输注万古霉素 1 个月。后来患者又转到另一家大学医院。术后 5 周，膨体假体的鼻尖部分被去除，感染的材料被刮除，对伤口又进行了冲洗。然而，术后鼻小柱仍持续有脓性分泌物，鼻小柱开始出现挛缩。术后 10 周，患者转诊到本院。

体格检查和诊断结果

第一次就诊：鼻小柱可见一小裂口，不断地有分泌物流出。停止静脉应用万古霉素，改为局部涂抹莫匹罗星 + 口服克林霉素，因为这次就诊前的细菌培养结果为 MRSE 阳性。

对培养结果进行分析后认为，即使没有进行脓液引流，也还是建议手术。

第二次就诊：第二次的细菌培养结果为阴性。口服克林霉素后，分泌物减少。笔者建议即刻进行手术，但由于患者的身体状况不佳，肝功能相关检测指标升高，手术推迟 1 个月再进行。

手术：第一次就诊后 3 周进行了手术。术后 13 周，又施行了第三次手术。

鼻内镜检查

鼻中隔软骨切除的部位发现有波动感，但鼻中隔没有脓腔或穿孔。鼻小柱有个破口，鼻小柱右侧突出（图 14.1）。

CT 扫描

初步判断放置的为一长的膨体假体，直达鼻尖。鼻尖的皮肤很薄，假体很快就要顶出（图 14.2）。

细菌培养和抗生素应用

- 第一次培养，没有发现细菌。
- 第二次培养（第一次就诊后 2 周）：多黏芽孢杆菌（中度）。
  - 克林霉素耐药，苯唑西林耐药，青霉素耐药。
  - 左氧氟沙星敏感，万古霉素敏感。
- 第三次培养（手术当天）：没有发现细菌。
抗生素选择：氧氟沙星软膏术前、术后各应用 7 天。

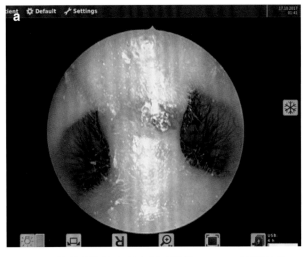
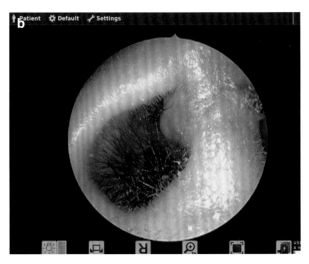

图 14.1　前鼻小柱脓液引流留下的伤口。a, b. 近距离观

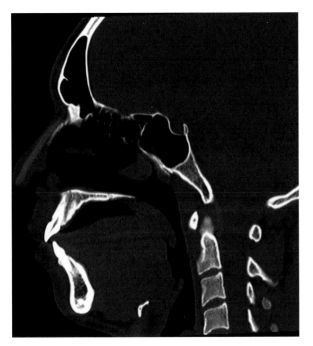

图 14.2　CT 矢状面上显示鼻背有一个长的假体，很快就要顶出皮肤

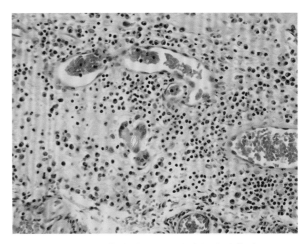

图 14.3　慢性炎症伴肉芽组织：炎症细胞聚集（×400，HE 染色）

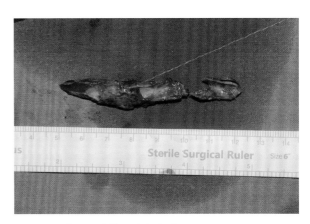

图 14.4　较长的膨体和脏的包膜

围手术期静脉输入万古霉素 5 天。

术前准备

- 鼻小柱软骨的破坏应该比较严重，因为此处是感染的腔隙。
- 由于皮肤的感染不太严重，因此决定采用自体软骨来重建鼻支架，以解决鼻小柱退缩的问题。
- 先延伸鼻中隔尾侧端，再根据鼻中隔背侧情况固定鼻中隔移植物。
- 假体取出后鼻背高度的降低采用 SMF 进行修复。

术中所见

鼻小柱仍有未愈合的地方，此部位也是切口的位置。左侧鼻腔比右侧窄，右侧鼻腔顶部可见假体的下缘。

鼻背膨体假体下可见一黏液囊肿样腔隙，表现为迟发性炎症反应，伴有黏液聚集（图 14.3，图 14.4）。将整个黏液腔隙清理后，沿着前鼻中隔进行剥离，可见双侧原有的撑开移植物。术中决定刮除部分移植物，剩下的移植物继续为背侧鼻中隔提供支撑。患者既往没有应用硅胶假体的病史，但术中在膨体假体的周围发现有包膜。鼻中隔尾侧端几乎消失，但背侧鼻中隔仍保留有撑开移植物，刮除过程中创面有出血，所以仍对这些移植物进行了保留。

14.3　手术方案

- 将折叠的耳甲艇软骨固定到鼻中隔尾侧端，可对尾侧端提供支撑。
- 在下外侧软骨的上半部分施行外侧脚跨越移植物技术可预防鼻尖的向上旋转，从而增加鼻尖的支撑。

– 应用 SMF 进行鼻背修复。

术后效果

即使使用抗生素将术区感染控制得很好，也仍会造成持续性的炎症，且短时间内会形成一个典型的迟发性黏液性腔隙。由于患者手术时没有进行脓液引流，仍有可能应用软骨移植物进行鼻支架重建，以解决鼻小柱退缩的问题（图 14.5，图 14.6）。

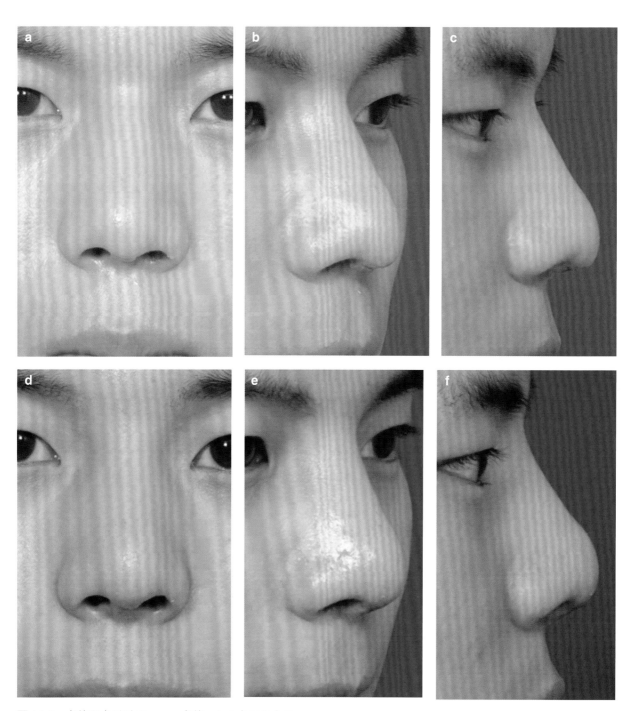

图 14.5　术前和术后对比。a~c. 术前；d~f. 术后 2 个月

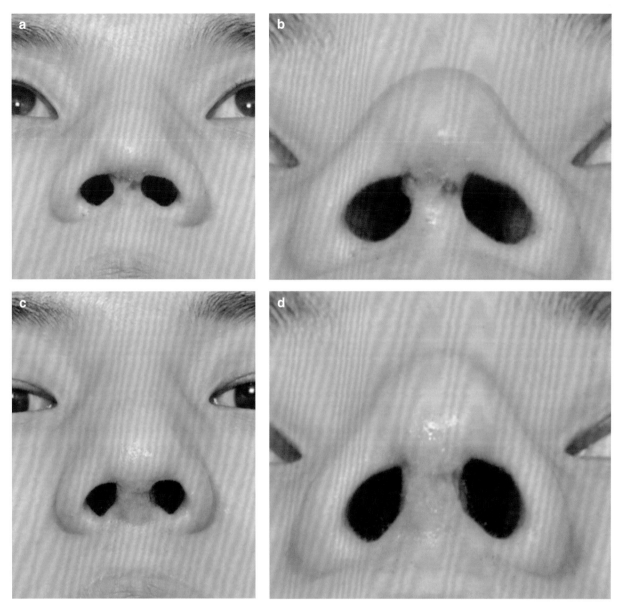

图 14.6　鼻底观和鼻小柱伤口。a, b. 术前；c, d. 术后 2 个月

—

第 15 章 鼻尖坏死：额部中央皮瓣是最后的选择

15.1 病例选择的背景

随着手术次数的增加，鼻尖的血液循环会受到影响。笔者曾接诊过一些鼻美容手术后发生鼻小柱坏死的患者。笔者还曾遇见过一位患者，先后有 6 位不同的医生为其施行了鼻整形手术，但笔者认为鼻小柱坏死有一个特殊原因。当鼻尖皮肤受到非特异性机械损伤，或下外侧软骨周围的软组织伸展性不够以及张力太大时，就会影响局部的血液循环。鼻小柱坏死对于患者和医生来说压力都很大，这些案例会成为法律诉讼案件。实际上，在韩国，额部中央皮瓣对于这些患者的修复效果很差，已成为一个重大的社会问题。问题是额部中央皮瓣并不是一个不好的手术，但应用到一个做鼻美容手术的患者身上则是另一回事，可能会对整个整形外科产生不利影响。对于修复所用的软组织小于 0.5 cm × 1 cm 的患者，在额部中央留下一个长 10 倍的瘢痕总是无法让人接受。笔者甚至还遇到过一个鼻小柱长毛的患者。我们需要尝试最直接的方法，我们也需要分享一些经验，以确保这种方法不会失败。因此，笔者选择在本章进行讨论这类病例。

摘要

- 额部中央皮瓣是个有用的手术，但不能作为鼻美容手术导致的鼻小柱坏死的首选治疗方法。
- 对于耳复合组织瓣移植物，需要切取完整的皮肤和软骨，而且需要带上软骨膜以确保组织瓣的活力。
- 医生需要知道怎样增加复合组织瓣移植物的成活率。

15.2 病例分析

病史

一名 37 岁的男性患者，球形鼻尖，鼻背较低，在一家私人诊所接受了硅胶假体隆鼻术。

- 手术后 4 个月，在同一家诊所更换了硅胶假体，并对鼻小柱进行了矫正。
- 3 个月后，再次更换了硅胶假体，采用耳甲软骨对鼻小柱进行了矫正。
- 手术后 5 天鼻小柱发生坏死。

笔者的第一选择：复合组织瓣移植物

体格检查和诊断结果

患者的鼻小柱和鼻尖下小叶全层坏死，切口没有裂开，位于低位。坏死区的周围没有明显的皮肤感染（图 15.1）。CT 扫描发现鼻背硅胶假体和鼻小柱假体呈白色阴影。

术前手术目标

　　笔者选用复合组织瓣移植物（耳甲软骨＋皮肤）进行修复。保留鼻背假体，只对鼻小柱进行修复。如果不选择复合组织瓣，鼻唇沟穿支皮瓣可作为第二选择，而额部中央皮瓣只能作为第三选择。原因就是患者的额部皮肤厚，而且额部较窄。

复合组织瓣移植策略

- 软骨要做成盾形移植物形状，以覆盖两侧的中间脚和内侧脚。
- 软骨要带软骨膜，以便周围的血供能够顺利地到达皮肤。

- 可应用高压氧治疗。

术中所见

　　去除坏死的皮肤后，立即可见变色的软骨，应将其去除。这些变色的片状软骨为异体肋软骨，但没有相关使用信息（图15.2）。

　　清创后，中间脚和内侧脚的尾侧部分大部分消失。创面比术前看起来大很多。

手术方法

- 设计一个软骨面积大于皮肤面积的复合组织瓣（图15.3）。
- 从耳郭的背面切取（图15.4）。
- 将坏死皮肤清除后，周围清理成锐利的边缘。

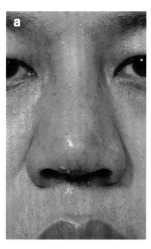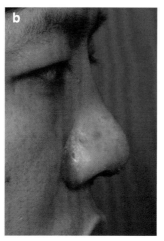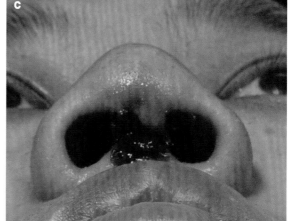

图15.1　鼻小柱坏死。a~c.患者第一次就诊时的照片

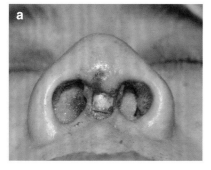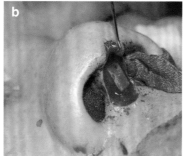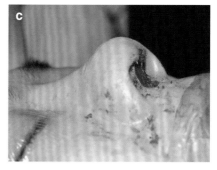

图15.2　清创后形成一个干净的皮缘。a.鼻小柱坏死组织清除后，露出异体肋软骨；b.清创后去除异体肋软骨；c.留下较大的创面

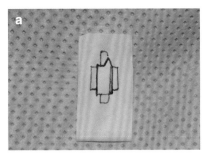
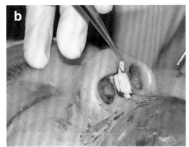
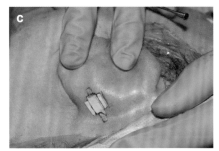

图 15.3 复合组织瓣示意图。a, b. 于伤口处设计复合组织瓣形状；c. 于耳后耳甲腔位置切取复合组织瓣

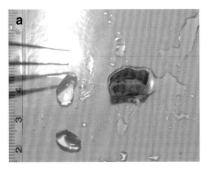
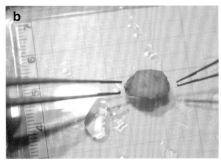
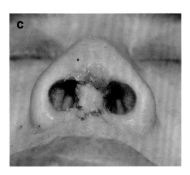

图 15.4 复合组织瓣。a, b. 将软骨膜保留在软骨上，以便移植后很快重建血运；c. 修复后

结果

整个复合组织瓣完全成活。

第二次手术：鼻中隔成形术

体格检查和诊断结果

上一次手术 18 个月后，又施行了鼻中隔成形术。

找到鼻背硅胶假体，去除鼻尖坚硬的瘢痕组织。计划用第 6 肋软骨行鼻中隔成形术。制作一个 L 形支撑延伸移植物用于鼻延长。鼻尖整形主要为缩小球形鼻尖，形成鼻尖上区。

手术策略

- 患者皮肤非常厚，所以采用了肋软骨，需要充分延伸以对抗张力。
- 用由腹直肌筋膜包裹的条状肋软骨来增加鼻背的高度。

术中所见

去除厚 3.5 mm 的鼻背硅胶假体，然后去除厚厚的包膜及其周围挛缩组织。鼻中隔尾侧端尽管已经很脆弱，但仍予以保留。下外侧软骨中间脚和内侧脚的尾侧部分缺如，但盾形复合组织瓣已经形成下外侧软骨的尾侧部。

手术方法

- 手术切口选在复合组织瓣底部的瘢痕处。
- 由于鼻中隔软骨已经被切取，所以无法应用原有的 L 形支架来维持鼻子的长度。因此，用一条肋软骨（9 mm×20 mm）制成延伸型撑开移植物，再用一条肋软骨制成鼻中隔尾侧端延伸移植物（5 mm×18 mm）（图 15.5）。
- 为了形成鼻翼上沟，去除一部分皮下的提上唇鼻翼肌和脂肪组织。

结果

- 复合组织瓣的皮肤没有发生坏死。
- 鼻子挛缩情况得到好转，外形得到改善。
- 鼻小柱退缩得到改善，形成了鼻尖上区和鼻翼上沟（图 15.6，图 15.7）。

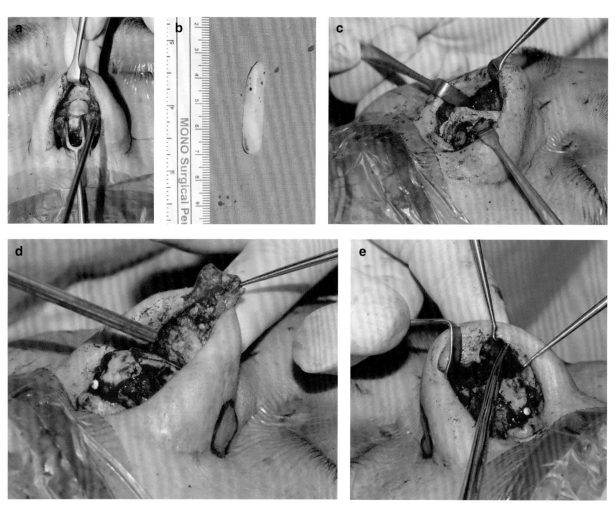

图 15.5 应用鼻中隔 L 形支撑延伸移植物重建鼻中隔。a, b. 术中发现硅胶假体；c. 鼻中隔 L 形支撑延伸移植物；d,
e. 鼻背皮肤的"袖子下拉"技术

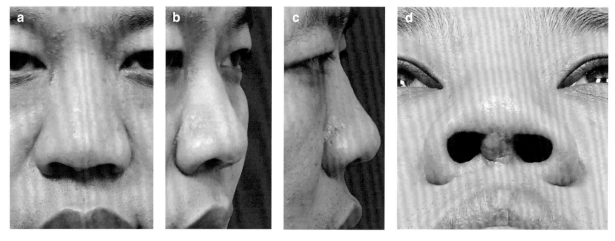

图 15.6 复合组织瓣移植 18 个月后，应用肋软骨行鼻中隔成形术。a~d. 术前

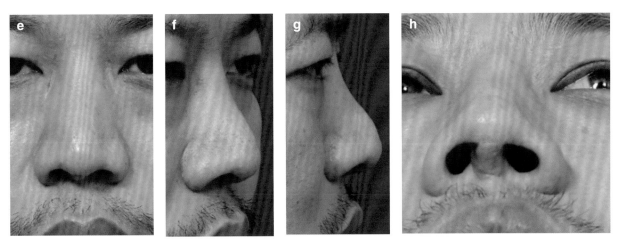

图 15.6（续）　复合组织瓣移植 18 个月后，应用肋软骨行鼻中隔成形术。e~h. 术后

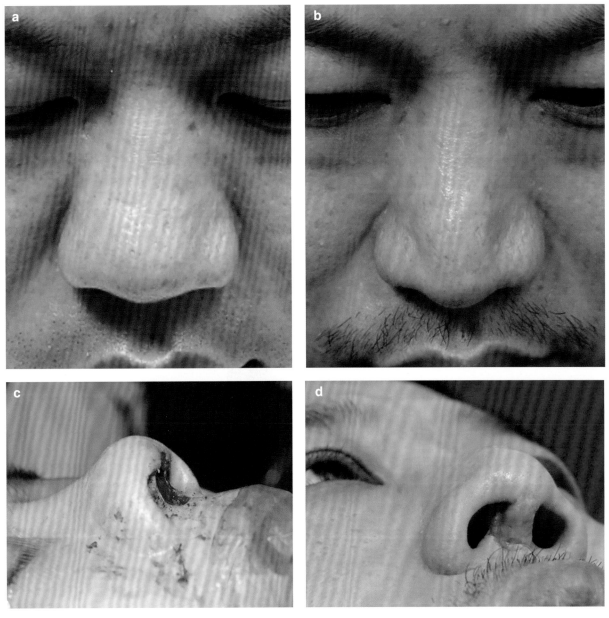

图 15.7　术前术后对比。a, c. 术前、术后俯视图；b, d. 复合组织瓣移植前和移植后

第 16 章　当遇到非常小的鼻中隔时

16.1　病例选择的背景

亚洲人鼻整形术中常见的问题之一是鼻中隔软骨要比预想的小。老年人的鼻中隔软骨会进一步缩小，相对来说骨化程度更高，所能采集的软骨量较少。如果患者的鼻子小，或曾经有过鼻骨折史，鼻中隔软骨有可能就小。然而，很多正常的年轻人即使没有鼻外伤史，能够采集到的鼻中隔软骨量也是比较少的。CT 扫描可以提前发现鼻中隔软骨的骨化情况，但并不是所有扫描层次都能发现。

选择这名患者是为了了解如何在不可预测的情况下明智地采集鼻中隔软骨。

摘要

- 当遇到意想不到的小鼻中隔软骨时，必须保护好筛骨垂直板与软骨的结合部。
- 如果筛骨垂直板和鼻中隔连接得很好，则可植入一个较长的移植物。
- 根据术前的方案来采集筛骨垂直板。
- 采集筛骨垂直板时，可使用骨膜剥离子，如果不顺利，则可使用骨锯。
- 往复锯和摆动据都可以使用。
- 注意防止损伤鼻腔黏膜。

16.2　病例分析

病史

一名 39 岁男性患者，主诉右侧鼻塞，想要矫正反向 C 形歪曲，没有外伤史。

体格检查和诊断结果

体格检查没有发现特殊异常。

患者鼻塞严重，NOSE 量表评分为 16/20。

鼻内镜检查

怀疑右侧鼻中隔存在突出移位；观察到鼻嵴处鼻黏膜萎缩；怀疑上颌嵴有撕裂伤。

右侧鼻腔比左侧窄，但是左侧的筛骨垂直板同样突出（图 16.1）。

鼻声反射测量

右侧的最小横截面积为 0.55，右侧鼻塞更严重（图 16.2）。

术前手术设计

- 使用鼻中隔软骨制作右侧鼻中隔撑开移植物。

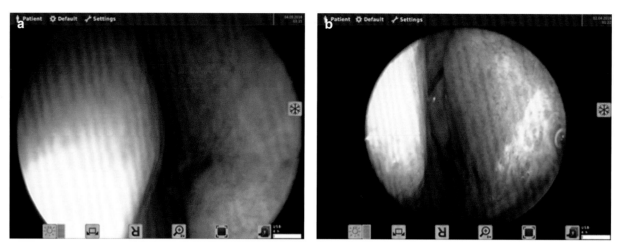

图 16.1   鼻内镜检查。a. 右侧鼻腔：鼻中隔凹陷，上颌嵴和犁骨处的鼻中隔软骨突出；b. 左侧鼻腔：筛骨垂直板凹陷

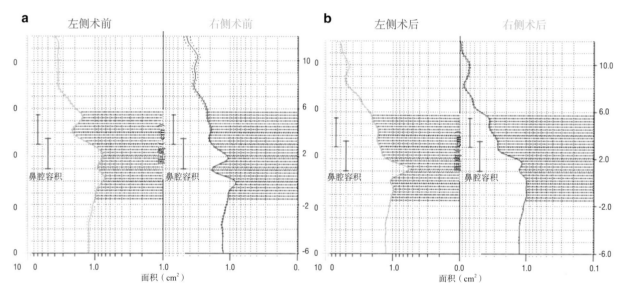

图 16.2   鼻声反射测量。a. 术前鼻声反射测量发现右侧鼻腔最小横截面积位置靠前，面积也小；b. 术后右侧曲线改善，患者的 NOSE 量表评分从 16/20 降到 8/20

— 对于轻度驼峰的矫正，只锉平左侧鼻背，使鼻背曲线变直。

术中所见

保留 11 mm 宽的鼻中隔 L 形支架后，剩下的鼻中隔软骨非常小。

16.3   手术方案

— 采集鼻中隔软骨和部分筛骨垂直板

（20 mm × 29 mm）（图 16.3）。

— 再采集部分筛骨垂直板（7 mm × 16 mm），以固定鼻中隔尾侧端。

— 应用双侧撑开移植物（图 16.4）。

— 应用 PDS 夹板将鼻中隔撑开移植物和鼻中隔尾侧端固定在一起。

— 为了矫正下外侧软骨凸度，对左侧下外侧软骨外侧脚行褥式缝合。

— 通过鼻小柱支撑移植物、鼻小柱鼻中隔缝合以及鼻尖盾形移植物来改善下外侧软骨的形状（图 16.5）。

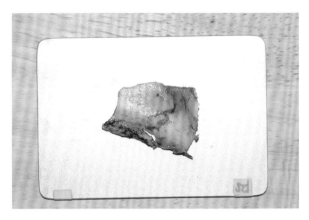

图 16.3　切取的鼻中隔软骨（20 mm × 29 mm）。这块软骨可切成 2 条撑开移植物

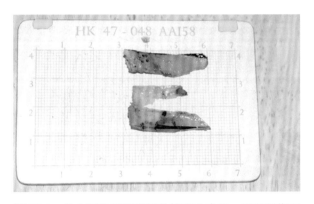

图 16.4　鼻中隔软骨附带部分筛骨垂直板，用于制作双侧撑开移植物。移植物上有多个钻孔，便于缝合。一小块筛骨垂直板（中央）用于制作尾侧端板条移植物

- 双侧下鼻甲外侧壁骨折。
- 双侧下鼻甲低温消融。

术后效果

- NOSE 量表评分从 16/20 降到 8/20。
- 右侧曲线改善（图 16.2）。
- 鼻塞症状消失，嗅觉和睡眠状态都得到改善。
- 反向 C 形歪曲得到矫正（图 16.6，图 16.7）。

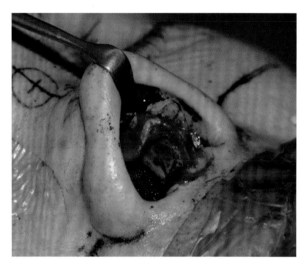

图 16.5　下外侧软骨的外形：植入小的鼻小柱支撑移植物和短的盾形移植物

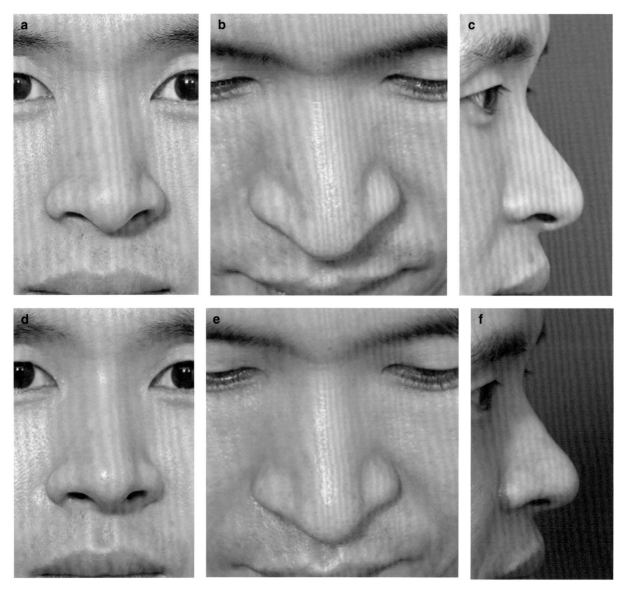

图 16.6　术前和术后。a~c. 术前；d~f. 术后

图 16.7　术前和术后。a, c. 术前；
b, d. 术后

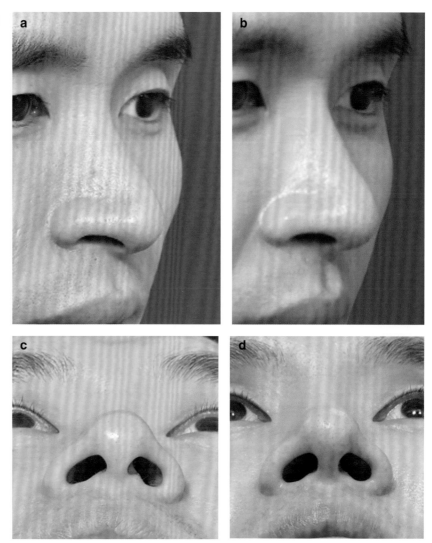

第 17 章　鼻子下 2/3 发育不良：支架的修饰或者重建

17.1　病例选择的背景

　　亚洲患者的骨性鼻背高度还可以，但软骨性鼻背的高度相对较低。临床表现为鞍鼻或鼻子下2/3发育不良，伴有鼻中隔偏曲或鼻中隔塌陷。如果存在鼻中隔偏曲、歪斜或塌陷，软骨性鼻背通常会较低。对于这些患者，选择鼻背植入假体不是一个好的方法。即使鼻根部比较服帖，但也会在假体的下半部分出现死腔。相反，很多医生会截除部分骨性鼻背，以调整上1/3的鼻背。笔者倾向于只增加下2/3鼻背的高度，这种方法可依据鼻中隔的情况来调整鼻尖和鼻背。在笔者的选择中，肋软骨是最后的选择。肋软骨技术已经介绍了多次，笔者认为没有比它更好的方法了。但是，在鼻中隔重建时，笔者喜欢选择硬的软骨作为盖板移植物。如果鼻中隔重建无法施行，那么修饰法可作为第二选择。笔者不认为患者抱怨的鼻尖发硬是个大问题，这一点有的医生比较在意。很多情况下只能使用肋软骨进行手术。如果保留部分膜性鼻中隔，远期鼻尖还是能动的。自体肋软骨技术是很多鼻整形医生的最后一个手段。

摘要

- 如果鼻子的下2/3发育不良，鼻子的上1/3会显得很大。在这种情况下，正确的方法只能是加强发育不良的部分。外科医生应该想象一下鼻子的原始状态。
- 长一些的延伸型撑开移植物在成功矫正退缩鼻畸形时，还可以稳定鼻缝点区域。
- 外侧鼻骨尾侧端前缘的稳固性对于手术的成功非常重要。
- 应用由耳软骨制成的鼻中隔L形支撑延伸移植物很难将鼻背抬高3 mm。
- 如果需要抬得更高，只能用肋软骨。

17.2　病例分析

病史

第一次手术

　　一名26岁的女性患者，因驼峰和鼻子歪斜在一家私人诊所接受了鼻整形术。术中切取了鼻中隔软骨，植入了异体真皮鼻背移植物和异体肋软骨。手术后，鼻背变得更高，鼻子歪斜复发。

在同一家私人诊所进行了修复手术

　　手术后3个月患者取出了异体真皮，注射了自体脂肪。2个月后，再次进行了脂肪注射。1个月后，又进行了第3次脂肪注射。

在另一家诊所进行了第 3 次修复

3 个月后，因为不满意手术效果，又在另一家诊所取出了异体肋软骨，采用双侧耳甲软骨和 SMF 进行了修复手术。2 天后，由于炎症又将 SMF 取出。术后出现了鞍鼻畸形。15 个月后，患者就诊于本院。

体格检查和诊断结果

在第一次检查时，笔者发现患者的鼻尖较硬，没有活动度，鼻背皮肤与皮下组织紧紧粘连在一起。在随后的 3 个月中，患者口服抗炎药并持续对鼻子进行按摩。鼻尖和鼻背的皮肤开始变软。

17.3　鼻拭子培养

给予患者扎鲁司特治疗期间，间断进行细菌培养。2 周共进行了 6 次细菌培养。当发现 MRSA 时，就开始使用莫匹罗星，在后来的细菌培养中没有再发现 MRSA。手术前最后一次细菌培养时，发现了 MRSE。应用氧氟沙星软膏涂抹鼻腔 1 周。手术当天开始应用环丙沙星，连用 4 天。术前即刻的细菌培养结果为阴性。

鼻内镜检查和 CT 扫描

鼻腔顶部从外鼻孔到内鼻阀都比较低。患者并没有主诉鼻塞。CT 扫描结果显示鼻背切除过多，并有顶板开放畸形。

17.4　鼻声反射测量

从外鼻孔到内鼻阀，都没有发现鼻腔缩小。NOSE 量表评分为 7/20。

术前手术设计

- 应用一薄的肋软骨条进行背侧鼻中隔重建。使用这种撑开移植物后，软骨性鼻背

得到抬高。
- 通过鼻骨固定来加强弱的鼻缝点区域。

手术方法

- 皮肤非常薄，硬的鼻背移植物会使鼻尖的皮肤张力过高。
- 由于患者不希望鼻根抬高，所以没有使用硬的鼻背移植物。
- 然而，考虑到整个鼻背曲线，需要抬高骨性鼻背 2 mm。
- 只剩下 2 块可用的耳软骨，但手术需要一条长的撑开移植物，因此笔者决定使用肋软骨（图 17.1）。
- 需要一个长的撑开移植物来改善倒 "V" 畸形。
- 鼻骨的外侧壁相对来说还能摸得到，但没有必要再施行外侧截骨术。

术中所见

- 患者的肋软骨出现骨化。
- 尽管背侧鼻中隔出现缺损，但左右侧的软骨膜剥离较完整。
- 鼻缝点部位的外侧鼻骨部分遭到破坏。

17.5　手术方案

- 应用长的肋软骨条（9 mm × 25 mm）制作延伸型撑开移植物。
- 鼻中隔尾侧端使用了双层延伸移植物（6 mm × 18 mm）。
- 为了防止肋软骨弯曲，施行了多针缝合。
- 除了 2 针用 5.0 非吸收性线缝合外，其余都用的是 4.0 PDS 线和 5.0 PDS 线。
- 为了形成一个光滑的鼻背曲线，将部分卷起来的腹直肌筋膜植入鼻背。在鼻根的骨性鼻背处，腹直肌筋膜是卷起来的，而在鼻子的下 2/3 腹直肌筋膜是平铺的。

17.6　术后效果

- 手术后，倒"V"畸形消失，但鼻背移植物吸收后，其他畸形又重新出现。
- 鞍鼻畸形得到改善。
- 鼻中隔重建后，患者没有出现鼻塞现象。

- 卷起来的腹直肌筋膜出现大量吸收。
- 笔者希望患者再次植入鼻背移植物，但患者拒绝了。患者对术后的鼻背曲线表示接受。
- 没有出现严重歪曲（图17.2~17.6）。

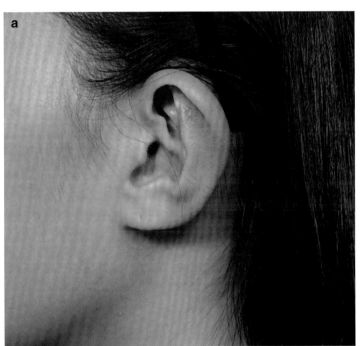
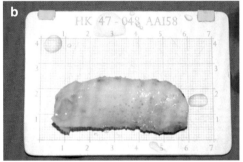
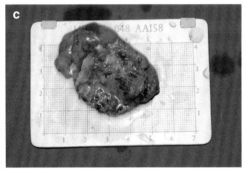

图17.1　手术所用到的材料。a. 从左侧切取耳甲艇软骨和耳甲腔软骨；b. 第6肋软骨；c. 腹直肌筋膜

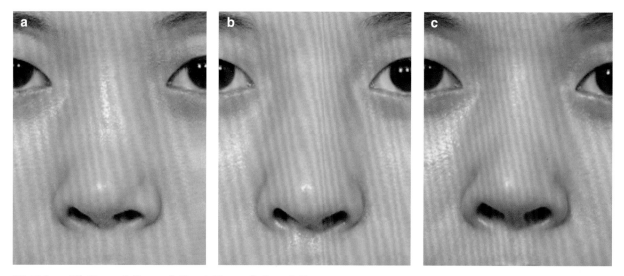

图 17.2　正位观。a. 术前；b. 术后 6 个月；c. 术后 18 个月

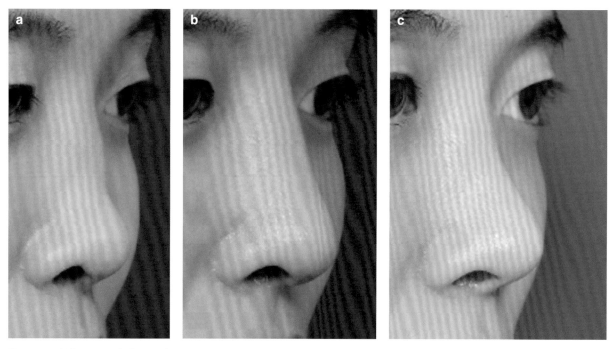

图 17.3　斜位观。a. 术前；b. 术后 6 个月；c. 术后 18 个月

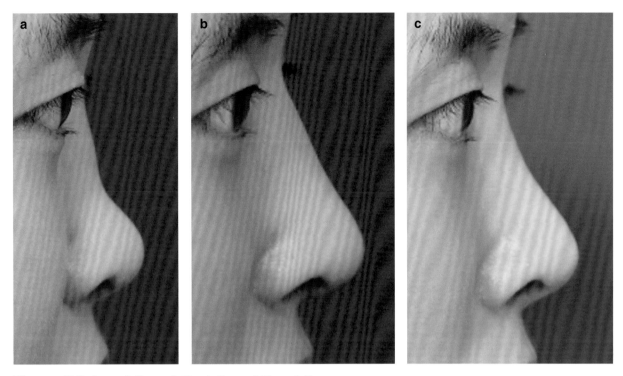

图 17.4　侧位观。a. 术前；b. 术后 6 个月；c. 术后 18 个月

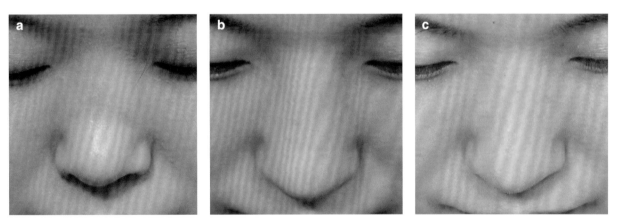

图 17.5　俯视位。a. 术前；b. 术后 6 个月；c. 术后 18 个月

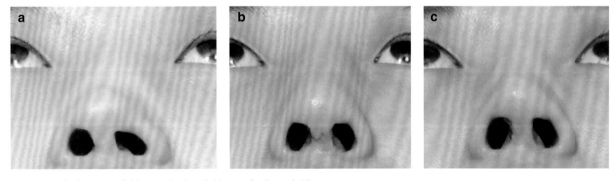

图 17.6　鼻底观。a. 术前；b. 术后 6 个月；c. 术后 18 个月